La Salud Que Te Conviene

Guía Fácil Para Mantener A Tu Familia Saludable

Tabla de contenido

...ACLARACION DE LA AUTORA

Este libro no pretende diagnosticar ni curar ningún síntoma ni sustituir ningún tratamiento médico. Las ideas aquí presentadas, son mi opinión y resultado de mi investigación a través de años. Aquí no se muestran todas las filosofías de estilo de vida que podrían llevar a una mejor salud, pero en mi experiencia y mi opinión comer sin químicos da resultados positivos en nuestra salud.

Prohibido reproducir total o parcialmente este materialmente este material. Solo usar citaciones atribuidas a la autora para referencias.

Yahaira Florentino Autora.

Agosto 2016 @TWENTYNNERS Publishing

Recomiendo este libro a todos mis clientes de habla hispana que están dispuestos a hacer cambios reales en sus vidas. Este libro está lleno de información veraz y valiosa acerca de lo que debemos y no debemos comer y beber y cómo dejar de poner toxinas en el cuerpo, limpiar nuestro sistema de químicos y rejuvenecer a nivel celular. Honestamente encuentro la información que se muestra aquí muy fácil de seguir e incluso las personas que no están buscando en una gran modificación de hábito disfrutarían de aprender datos interesantes acerca de lo que comemos (mayormente basura y veneno); lo que deberíamos comer y lo que podemos comer para mejorar.

Yahaira es claramente una experta en alimentos. Ella responde a muchas dudas de que la gente podría tener sobre el tema de la nutrición y la medicina holística. ¿Usted sabe cuál es el mejor pescado para usted? La soya es cáncer puro. ¿Lo sabía? Mas vale aprender de los químicos que hay en nuestros alimentos, que de calorías. ¿Sabía eso? Se va a enterar de los ingredientes inflamatorios de cerebro que hay en la comida de la tienda. En otras palabras, sin querer uno se está envenenando y envenenando su familia. ¿Sabe usted que es un nutraceútico?

Realísticamente hablando, esto es una guía fácil que nos brinda un paso a paso hacia una mejor versión de nosotros mismos a diferencia de los nutricionistas celebres de hoy día, Yahaira siente compasión por su comunidad y no le interesa el dinero de campañas publicitarias presumidas con alimentos falsos como proteína en polvo, o marcas de multi-vitaminas. Por eso es que Yahaira expone la verdad sin reservas y sin temor a que en un futuro se le cierren las puertas a contratos o negocios de posible beneficio económico personal.

Sean Sumner P. T. y Best Seller Autor de la serie ¨La súper espina¨.
www.superspine.com

...AGRADECIMIENTOS

Este libro es dedicado a YHWH el creador de todo primero! El gran arquitecto del universo que pensó en cada detalle, desde lo más mínimo. Te adoro padre celestial y divina Trinidad Gracias por ayudarme a terminar este documento que empecé hace años. ¡GRACIAS GRACIAS GRACIAS!

A mis padres y abuelas que fueron mis primeros instructores en remedios caseros naturales y nutrición holística. ¡GRACIAS, GRACIAS, GRACIAS!

Gracias a papi por casi obligarme a escuchar su programa favorito de radio sobre medicina natural varias veces por semana. ¡GRACIAS, GRACIAS, GRACIAS!

Gracias Roy Carpio, mi esposo, tu eres el líder que necesito a mi lado. Sin tu apoyo este libro no sería una realidad. ¡GRACIAS, GRACIAS, GRACIAS!

Gracias a mis profesores, que todo este tiempo me han brindado educación, conocimiento y empoderamiento. ¡GRACIAS, GRACIAS, GRACIAS!

Muchas gracias a mi hermanita Abigail que, son su pasión por su carrera en biología molecular, me valida cada investigación que se me ocurre hacer y cada tema del cual comparto en las redes. ¡GRACIAS, GRACIAS, GRACIAS.

Gracias Cheryl Harne porque tú me motivaste a estudiar medicina holística desde el año 2004. Tu estilo de vida me inspira mucho. !GRACIAS, GRACIAS, GRACIAS.

Gracias Irma Plasencia, tus conocimientos de Salud y bienestar son admirables gracias por compartirlos conmigo. ¡GRACIAS, GRACIAS, GRACIAS.

Y a ti Sheyla Ortiz, tu decisión de cambiar tu estilo de vida y firmeza logrando dicha meta, ha sido realmente inspirador. ¡Gracias, Gracias, Gracias!

...PROLOGO

La salud es un derecho de todos. El mensaje de esta afirmación es bastante sencillo, pero la salud es todavía un misterio para la mayoría de las personas. Hubo un tiempo que era un misterio para Yahaira Florentino también. Hoy en día, ella tiene una misión y un propósito: Educar e iluminar a la gente sobre la conexión que existe entre lo que uno come y cómo se siente. Ya sea por el deseo de liberar peso, aumentar la energía, prevenir o mejorar una enfermedad crónica, o de entender que la comida es la verdadera fuente de sustento diseñado por la naturaleza, para nutrir el cuerpo y mantenerlo libre de la enfermedad. Yahaira lo ayudará en ese andar. Ella comparte, de su propia experiencia y educación, cómo la calidad de la comida que usted elije para comer, puede ser la forma más poderosa de prevención de enfermedades o la forma más lenta de promover las mismas.

Yahaira quiere que usted entienda esta conexión, porque es una cuestión de vida o muerte. Puede parecer extremo, pero considera esto: En 2015 El Centro para el Control y la Prevención de Enfermedades (CDC) llevó a cabo un estudio nacional, sobre los riesgos de salud y principales causas de muerte en los Estados Unidos. Los resultados mostraron que, las dos principales causas de muerte en los hispanos son las enfermedades del corazón y el cáncer, dos enfermedades que se pueden prevenir mediante la dieta y estilo de vida. Además, los hispanos tenían tasas de mortalidad más altas de diabetes tipo 2, enfermedad hepática crónica y cirrosis, en comparación con los blancos no hispanos. Estas enfermedades son también relacionadas con la dieta, y el consumo de azúcares refinados, y el jarabe de maíz de alta fructosa, y por lo tanto son totalmente prevenibles.

La salud es que te conviene, que se ha escrito desde el corazón de Yahaira. Ella está preocupada de que este mensaje, no está llegando a la población hispana lo suficientemente rápido o lo suficientemente agresivo. Ella ha asumido una tarea que muy pocos se han atrevido a hacer: decir la verdad sobre los alimentos procesados, y su cifra de víctimas sobre la salud de su pueblo. Ella ha hecho esto de una manera cuidadosa, desde un lugar de originalidad y apoyo, mientras que su comportamiento con los pies en la tierra la hace identificarse. Llegando más allá del dogma de los enfoques convencionales de la nutrición y la salud, Yahaira comienza preguntando a los lectores "¿Contamos químicos?", haciendo hincapié en que la lista de ingredientes en un paquete de alimentos, forjado con los nombres de los productos químicos impronunciables, es una manera mucho mejor determinante de la calidad de los alimentos y su impacto en la salud que contar el número de calorías y gramos de grasa, carbohidratos y proteínas en la etiqueta de datos sobre nutrición.

Ella desnuda todo lo posible, cuando se trata de los peligros de conservantes químicos, colorantes, saborizantes y edulcorantes artificiales, y expone a los procesos de fabricación que le quitan los alimentos enteros ¨grano integral ¨ su bondad natural. Su sección: ¿El cereal frio es saludable? garantiza hacer incluso al amante de cereal más recalcitrante, replantearse sobre su opción de desayuno.

Yahaira pide a los lectores a abrazar el "*Movimiento de los alimentos tradicionales*", una población creciente de personas que entienden el impacto y el valor de los alimentos no elaborados en nuestra salud y el medio ambiente. Los alimentos tradicionales son los alimentos de nuestros tatarabuelos recién preparados sin productos químicos añadidos. Hoy llamamos a los alimentos cultivados y preparados de esta manera "orgánica"; entonces nuestros tatarabuelos simplemente lo llamaron "comida".

El movimiento de los alimentos tradicionales devuelve alimentos naturales, enteros a nuestras comidas. carnes alimentadas con pasto, huevos simplemente recogidos-, alimentos fermentados como el cortido (de América Latina) e incluso la grasa de cerdo, que da sabor maravilloso a los frijoles, y tamales, en la generación de la cocina alimentada tradicional mexicana, y generaciones de personas sanas, hasta la reciente fascinación moderna con lo artificial, sintético, y formas producidas tecnológicamente de alimentos. Yahaira Florentino, quiere enseñar acerca de la comida, y la salud desde un punto de vista histórico y natural. Ella quiere que sepas que el mejor conocimiento de los alimentos proviene, de la forma en que nuestros cuerpos responden y la forma en que sentimos, cuando elegimos comer más de la generosidad que nos brinda la naturaleza, y menos de la pila de material procesado que nos proporcionan las corporaciones. Su libro responde a todas las preguntas, que pueda tener acerca de cómo empezar a trabajar en un estilo de vida de alimentos no procesados. Memorias, exposición, guía de estilo de vida, preparación tradicional de algunos platos.

La salud que te conviene, le proporciona el conocimiento y la motivación necesaria para comprender mejor su cuerpo y la forma de tomar el control de su salud. Habiendo tenido el placer y el privilegio de ser su profesor de nutrición, puedo dar fe de que

Yahaira es alguien que está de su lado. No sólo logra escribir desde un lugar de autoridad y experiencia, ella personifica la salud y tiene una profunda pasión por ayudar a otros a alcanzar sus propios y objetivos de salud.

Lo que más aprecio de libro de Yahaira es su mensaje firme de que nuestros cuerpos no están diseñados para comer alimentos que han sido alterados por la ciencia. Si usted tiene sensibilidad a los alimentos procesados o no, evitar los alimentos procesados debe ser una prioridad. Si desea transformar realmente su salud, ¨**La salud que te conviene**¨ es el libro para usted. Esa es una guía extraordinaria y fácil de seguir no sólo le traerá más cerca de alcanzar sus objetivos de salud, le dará una gran cantidad de habilidades importantes de vida y las técnicas de preparación de alimentos que puede pasar a lo largo de las generaciones futuras empezando por usted y sus hijos

*-**Dee McCaffrey, CDC**, Activista Holística, Catedrática y Autor Best Seller de ¨La ciencia delgada: Comienza la comprensión de tu química corporal y Deja de hacer dieta para siempre¨ Y fundadora: de*

www.processedfreeamerica.org

...INTRODUCCION

Hace 10 años me diagnosticaron un problema en la tiroides; hipotiroidismo. Fue una época horrible, realmente terrible. Parecía otra persona. Toda mi vida había sido delgada y atlética - soy actriz y bailarina tropical, por lo que mi actividad diaria me mantenía delgada. Además, vengo de una familia genéticamente propensa a ser delgada y nunca me ha gustado la comida rápida, por lo tanto, me consideraba una persona sana. A pesar de seguir con rigurosidad el tratamiento para mi hipotiroidismo, no sentí mejoras durante un año. Esto me motivó a dejar todo tipo de tratamientos tradicionales y buscar soluciones naturales. Desde que era una niña me acostumbré a sanar todo con lo que me entregaba la naturaleza. Mi madre es tremenda en brebajes y tizanas, se podría decir que conoce una para cada mal, y por su parte mi padre es un fiel creyente de la medicina natural. Casi a diario, nos sentábamos juntos a escuchar el programa que transmitían en la radio con doctores naturistas. Por todo lo anterior, fue muy normal para mí decidirme por lo natural. Comencé una investigación para averiguar cómo podía tratar mi mal con remedios caseros. Con el tiempo comencé a mejorar de a poco, pero los resultados no eran tan efectivos como los que yo buscaba.

Un día cualquiera, mi amiga Cheryl me vio bebiendo leche soya orgánica. Inmediatamente abrió sus ojos y exclamó ¿qué estás haciendo? ¿No sabes que la soya es cancerígena y que precisamente destruye la tiroides? Yo me quedé paralizada y le pregunté; ¿Cómo así? En mi país los doctores naturistas recomiendan la "soya orgánica". No podía creer lo que Cheryl acababa de decirme. Ella me regaló un libro que me abrió los ojos tan pronto lo leí. Fue el primer libro sobre medicina holística que leí en inglés.

¿Qué es la Medicina holística? Es la ciencia que se enfoca en tratar el cuerpo, el espíritu y la mente por medio a un estilo de vida sano y no solo los síntomas. Eliminé la soya de mi dieta y me propuse eliminar totalmente cualquier tipo de alimento procesado de mi rutina de alimentación diaria. Ya han pasado más de 10 años desde este evento en mi vida, y he continuado mi camino asistiendo a diversos seminarios y clases con doctores y científicos de renombre a nivel mundial.

Para explicar en profundidad de qué se trata la Medicina Holística, debemos remontarnos a miles de años atrás en la historia, cuando el griego **Hipócrates** dijo *"deja que la comida sea tu medicina y tu medicina sea la comida".* Por lo tanto, podemos afirmar que la ciencia holística, que hoy se encuentra en auge, está basada en conocimientos muy antiguos.

A lo largo de estos años, he aconsejado a mis amistades y familiares sobre nutrición y dieta, y por supuesto, he experimentado yo misma con todo tipo de dietas, habidas y por haber. Yo, aunque logré sanar mi hipotiroidismo, también pude notar un cambio en mi metabolismo. Puedo bajar o subir de peso fácilmente, y esto último no es saludable. Debido a que fui eliminando paulatinamente toda la comida procesada de mi dieta yo mejoré y me enfoqué en la alimentación integral, llamada "whole" en inglés, además de alimentos orgánicos y producidos localmente puedo decir con firmeza que eso fue lo que me sanó totalmente. Al cambiar tus hábitos, tu cuerpo entra en balance, en el estado natural de nuestro sistema. Esto es conocido como homeostasis, lo que significa que todos los sistemas de tu cuerpo funcionan correctamente. Una de las cosas que aprendí fue a fermentar vegetales con el fin de hacer probióticos, ya que la fermentación de vegetales crea bacteria que promueve la flora bacteriana intestinal.

A tan sólo tres meses de estar alimentándome con comida sin proceso ya me había sanado. Era la misma de antes, ya que mi cuerpo estaba entrando en balance y gracias a Dios volví a ser yo misma. Y me convertí en una verdadera fanática, aprendiendo todo lo concerniente a Salud y Bienestar y, por supuesto, comencé a compartir e incentivar a mis amigos y familiares con este tema. Ya no soportaba ver a nadie tomando soda o comiendo alimentos empaquetados, llenos de anti-nutrientes y químicos cancerígenos.

En esa época falleció mi amiga Marisol, de cáncer. Estoy absolutamente consciente de que ella no acostumbraba a consumir comida rápida. Ella murió convencida de que ahora la comida natural está llena de pesticidas y químicos. Eso me motivó mucho más a investigar sobre qué es lo que hoy se vende como comida natural, y a dudar de todo lo que la comida natural promete. Hasta el día de hoy sigo haciéndolo, investigo todo lo que se vende como comida natural, guiada por los estudios de los más grandes líderes en Medicina Holística: Deepak Chopra, Weston Price, Dr Mercola, Louise Hay, Dee McCaffrey, entre otros.

Tras la muerte de Marisol, me propuse crear una fundación para concientizar sobre el cáncer en Las Vegas, Nevada, pero lamentablemente, me encontré con muchos obstáculos en esa época. Corría el año 2005. Estoy muy agradecida que hoy en día sí haya información y que ésta sea mucho más asequible para la mayoría de la gente. Hace 10 u 11 años, aún era difícil acceder a este tipo de información; se encontraba disponible sólo para un grupo selecto de personas.

En ese entonces encontré tantos obstáculos y un monopolio tan impenetrable, que me propuse que un día daría a conocer mucha información, me propuse educar a la población hispana, quienes tienen los mayores riesgos de padecer enfermedades degenerativas. Decidí que educaría a mi gente porque con solamente comer y preparar la comida del modo tradicional, ya se pueden prevenir y revertir muchas enfermedades degenerativas e incluso el cáncer.

Lo que te conviene no es siempre lo que tu doctor te dice. Recuerda que no todos ellos trabajan para ti sino para un sistema, para las grandes compañías farmacéuticas. Al sistema solamente le interesa una cosa: Tu dinero. Eso es lo único que interesa en el sector farmacéutico, el dinero de las personas y mantener a la población esclavizada a recetas y medicinas. Sin embargo, la gente no se sana con las prescripciones médicas. Ya es un secreto a voces que precisamente todo lo que han prohibido comer en los últimos 40 años, es precisamente lo que le conviene a tu cuerpo. Se ha comprobado que las comidas tradicionales y primitivas nos ayudan a fortalecer el organismo ni el sistema inmunológico. Con este pequeño libro solamente pretendo compartir mis conocimientos adquiridos a través de, primero, la educación que he recibido de especialistas bioquímicos y científicos especializados que han dedicado toda una vida a la alimentación y el bienestar y, segundo, mi propia experiencia comprobada por medio de mi estilo de vida, en el que pongo en práctica todo lo que voy aprendiendo.

Espero que disfruten aprender a mantener **LA SALUD QUE NOS CONVIENE.**

"

Mi pueblo perece por falta de conocimiento "

Yahweh

OSEAS 4 :6

...CAPITULO UNO

...CONTAMOS QUIMICOS?

Los químicos que terminan en nuestro organismo no solo entran allí por la comida. Hay químicos tóxicos en los productos de belleza, productos de baños, productos de limpieza y hasta en el aire y estos se pueden evitar. El estrés nos produce químicos (adrenalina y cortisol) pocos amigos del bienestar, así que debemos aprender a manejarlo ya que es normal tener estrés en nuestra vida. Pero lo que me inspiró a escribir este capítulo, en particular es la fijación que tiene la gente hoy día por el conteo de las calorías, ignorando totalmente los químicos, algo que no se ¨quema ¨ con ejercicios.

Los químicos en la comida pueden venir en distintos sabores y colores literalmente. Cada año añaden más y más fórmulas de colores y/o sabores artificiales a los alimentos. A pesar que desde los años 1950 se está luchando y demostrando que estos químicos causan desde asma hasta autismo en niños.

Colorantes

En el 1970 el FDA, (asociación de comida y drogas de US) removió el **"rojo No. 2"** por su relación con cáncer sin embargo crearon **"rojo No.40"**y lo inyectan a naranjas, toronjas y sandía y causa hasta mal de Parkinson y lupus según estudios. **Rojo No.40"** causa problemas renales y tumores también así que por lógica estas frutas deben de ser siempre consumidas orgánicas (libres de pesticidas, colores y sabores) **"Rojo No.1"** lo usan en Tylenol infantil, NO porque quieran que los bebés tomen medicina y aprendan de colores a la vez.

Cada año sacan más y más colores al mercado. Recientemente retiraron el "**amarillo No.5**" por su relación con asma. Sin embargo, si uno se fija en cada producto que viene en frasco, lata o plástico tiene algún color artificial especialmente "**amarillo No 6**". Todos estos colores químicos causan tumores en el sistema linfático y el cerebro. Cap'n Crunch está lleno de este químico, así como los helados y paletas, los bolones, gummies y básicamente todas las meriendas como también está presente el "**verde No.3**". Solo evitemos comer este veneno por favor. NO CONVIENE.

Color artificial de caramelo que tanto vemos en todos los duces, bebidas, y meriendas hoy día es cáncer directamente a tu organismo, y eso se sabe desde el año 1992, según un estudio realizado por el centro de ciencia para el interés púbico. En ese entonces se atacó PepsiCola, pero el FDA determino que no era peligroso para la salud. El color artificial de caramelo se hace calentando amoniaco y sulfito, pero ... ¿cómo así que no es peligroso? Hoy día se ha logrado mucho gracias a la lucha del movimiento de alimentos sanos, que está más fuerte que nunca, y por lo menos aquí en california, ya se han retirado productos de la tienda con ese veneno, y Starbucks lo retiró de sus bebidas, que eran las más populares, por cierto. Este es un aditivo muy usado, incluso por cervezas como Newcastle, y Heineken y bajo la Leyes en california, deberían estas cervezas traer una advertencia de cáncer en la etiqueta. Porque es un veneno comprobado y es usado para tratar tumores, pulmonares y hepáticos en ratas y ratones.

¿Qué tal los sabores artificiales? ¿Son venenos? La respuesta es... SÍ.

Es triste ver que en una galleta de chocolate, lo que menos hay es chocolate o en un jugo de mango hay de todo menos mango. Los sabores artificiales son neurotóxicos también y así como los colores artificiales, causan daño cerebral, provocando un sin número de enfermedades degenerativas, tumores y cánceres.

Los sabores artificiales no solo dañan órganos, sino que interfieren a la concentración de la mente humana. Los aditivos siempre dañan tu salud. Y lo más peligroso es que están "escondidos" en los paquetes. Cuando *veas "natural flavors" "sabor natural" "otras especias" " synthetic color"* es lleno de químicos artificiales y cuando dice "fortificado" significa que en el proceso el producto quedó tan alterado que necesita "algo" para mejorar la textura y el sabor.

Edulcorantes (endulzan y coloran)

Aspartamo: Un edulcorante no calórico originalmente creado, para aliviar la úlcera, pero cuando los formuladores vieron que era dulce figuraron que tenían un negocio multimillonario, así que lo mercadean como "equivalente a azúcar "es 400 veces más dulce que el azúcar de caña y está presente en más de 6000 productos, desde tylenol infantil, hasta pasta de dientes, cereales en algunos yogures y jugos. Contiene metanol, ataca el sistema nervioso, mata neuronas y células instantáneamente por eso es que se relaciona directamente con Parkinson y Alzheimer además de deformar el sistema endocrino y causar tumores en el celebro y hay más de 500 estudios que lo demuestran. Hay que evitar darles esto a los niños. Los bebés no tienen las barreras del cerebro que protege de los venenos y peligros que entran al cuerpo porque su cerebro está en desarrollo hasta los 12. Aunque agencias de salud en Europa han concluido que **Aspartamo** es cancerígeno El *FDA* dice "es seguro para los niños". Claro que el hecho de que la mayoría de los niños que sufren o de **obesidad** de **cáncer** o de **ADHD** están en los Estados unidos puede que sea solo una coincidencia... Ustedes juzguen

Acesulfame potásico. Es un edulcorante artificial se ve mucho en yogures y causa cáncer en ratas así que lo más seguro es que nos enferme también y por eso las compañías naturales no lo usan.

Jarabe de maíz: Este aditivo también edulcorante artificial es súper usado en más del 60% de los productos. Esto es fructosa (lo que el cerebro no identifica como azúcar y esto contribuye a la obesidad). El jarabe de maíz usado como endulzante porque es más económico, pero resulta en un inflamatorio que lastima mayormente en cerebro. Casi todas las mantequillas de maní tienen jarabe de maíz, a menos que sea orgánica o 100% natural. Hay veces que estoy comprando miel que cuando leo los ingredientes dice "mezclado con corn syrup" o "jarabe de maíz, "sirope de maíz" ósea que no es 100 % miel, aunque dice "Miel natural". Según el Doctor Mark Hyman y tantos otros doctores, "el uso moderado del jarabe de maíz causa, fallo en el hígado, demencia, caríes, cáncer y muchos otros danos".

Endulzantes artificiales

Casi siempre definidos como endulzantes naturales, aunque no tienen nada de la madre naturaleza. Vendidos como mejor alternativas para el azúcar refinados y calmar los antojos duces no olvidemos que tales productos, no solo porque carecen de nutrición sino porque te roban vitalidad ya que te van envenenando poco a poco. No tienen calorías y este fue el atractivo usado para mercadear estos químicos que desde el 1950 están causando controversia y aunque estudios tras estudios demuestran sus daños secundarios súper peligrosos, siguen en el mercado. Hay suficientes estudios que muestran que los endulzantes artificiales causan desde adicción, daño renal, asma alergias hasta diabetes y cáncer

Splenda. Es azúcar, así como promete si endulza, pero tiene cloro y este es una radical libre ósea que oxida nuestras células. Causa problema de tiroides, de hígado y riñones. Evitarlo por favor.

Equal. Un endulzante que promete no engordar igual que otros, pero están causando tantos problemas en el sistema linfático, que hasta se han ganado demandas en contra de esta marca.

Sacarina. Este edulcorante artificial es una combinación de dióxido de azufre, cloro, ácidos bioquímicos y amoniaco. Antes del año 2000, se logró que los productos que tuvieran el componente ¨sacarina¨, advirtiera en la etiqueta de causa de cáncer, pero es una compañía muy fuerte y ogro mantenerse en el mercado con el nombre de ¨Sweet N'Low¨ y así está presente en sodas de dieta y miles de productos dietéticos y hasta pasta dentales.

Aditivos.

Claro que los **químicos** no se limitan a sabor y color artificial, existen miles de aditivos los cuales son muy venenosos. Por ejemplo, el **MSG** o **monosodio glutamato**, es un aditivo con el cual la mayoría de los latinos cocinan (el MSG es el ingrediente principal de caldo de pollo knorr sazón goya y todos los politos para cocinar que existen incluso aun siendo orgánicos). Mis padres siempre decían que eso no era bueno ya que contiene mucha sal, lo que en realidad es un ensanchador de sabor que "engaña" al cerebro, causando un cortocircuito en las neuronas, lo que resulta en muerte de las mismas. Este aditivo está en todos los productos de meriendas como doritos, cheetos, goldfish uff en tantos productos empacados que sería imposible enumerarlos aquí. Todos los fideos que viene para preparación "rápida" en casa contienen MSG, todas las sopas en latas, todos los sazonadores, aunque digan "Naturales" contienen MSG.

En los restaurantes lo usan mucho, los "chicken Nuggets" están llenos de ese veneno. Así que hay que limitar salidas a restaurantes, y fijarse de los ingredientes que trae lo que compremos. Hay **MSG** que ocurre naturalmente en algunos alimentos como el queso, las papas, tomates jugo y cremas de tomates, los hongos, las uvas y el jugo de uvas. Si uno es sensitivo a este químico entonces debe evitar estos alimentos. Hay un examen que determina si uno es alérgico a este químico, el cual por cierto también causa asma, esclerosis Múltiple, desbalance en la flora intestinal ya que mata neuronas no solo del cerebro sino del tracto intestinal... ¡Si...Ahí también hay neuronas en los intestinos! De hecho, lo llaman "el segundo cerebro".

Evita **MSG** porque daña el sistema nervioso y el cerebro. Hay gente que me dice que les he imposible encontrarles sabor a sus comidas si no usan sus famosos polvos "mágicos" llenos de **MSG**. ¿La solución? En primer lugar, debe uno de hacer "**détox**" limpieza del hígado, colon y riñones mientras tanto van haciendo el esfuerzo de cocinar sin 'eso y evitar comer en restaurantes. Usar sal del

Himalaya o sal de mar mucho orégano cilantro y ajo todo orgánico. Solo así la comida va a tener esa textura y sabor. Muy importante, la sal nunca debe ser refinada ni blanca pues ya no sería sal saludable y no conviene al cuerpo. La sal blanca solo es buena para lavar carnes y usar de exfoliante en la bañera si acaso.

tBHQ. Otro aditivo que pesar de que es técnicamente un "antioxidante", lo que hace que parezca que estamos hablando de algo saludable - es sintéticamente creado en un laboratorio. Otros antioxidantes sintéticos incluyen BHT y BHA, los cuales todos los Grupos y organizaciones de Trabajo Ambiental dicen que no debería estar en nuestra comida. Según el diccionario de aditivos alimentarios para el Consumidor, TBHQ es una forma de butano (es decir, un líquido más ligero) y la FDA permite a los procesadores de comida lo pueden usar con moderación en la comida, algo así como contener no más de 0,02 por ciento del petróleo en una pepita.

" *La ingestión de cinco gramos de TBHQ puede matar.* " ~ **Michael Pollan** - El dilema del omnívoro: Una historia natural de cuatro comidas de 2006.

 Evitar este aditivo es difícil porque no siempre está en las etiquetas, pero se sabiendo todo lo anterior expuesto hay que evitar comer las macarrones con queso, galleticas o galletas saladas y dulces, pizzas para recalentar en casa, los panecillos empacados, palomitas de maíz, los pastelitos, bizcochitos y todo tipo de merienda infantil empaquetadas, de todas las marcas como Grandma's Reese's, Mother's, Ghirardeli,Special K, en fin todo lo que está en el mercado a nivel de meriendas infantiles empaquetadas.

*"Debido a que los seres humanos están expuestos a **tBHQ** través de la ingestión de alimentos, el desarrollo de alergias a los alimentos puede ser de particular preocupación. En particular, ha habido un aumento en los informes de alergia a los alimentos, que parece que se correlaciona con el aumento del uso de **tBHQ** y otros antioxidantes fenólicos como conservantes de alimentos"*. ~ **Cheryl Rockwell, PhD**, The Journal of Immunology-

No tiene sentido que un solo ingrediente sea el culpable de todas las alergias a los alimentos, pero por lo menos es un progreso en favor de mejor salud. La verdad es que tBHQ causa mucho más que alergias. No se puede conseguir nada más tóxico que el TBHQ.

Este conservante sintético es una forma de butano (un gas muy tóxico) y se ha relacionado con alteraciones de la visión, náuseas, vomito, delirio, zumbido en los oídos, sentido de asfixia agrandamiento del hígado, problemas de conducta en niños y cáncer de estómago en estudios con animales. También está prohibido su uso en la alimentación en otros países como Japón, y está en la lista del Centro para la Ciencia del interés público como uno de los peores aditivos alimentarios que hay que evitar.

Mescladores y suavizantes

"**Emulsificador**" son sustancias para mezclar el aceite con líquido. Se hacen en un laboratorio y es dañino para la salud. Al menos que diga "orgánico" te hace daño permanente. Aun en los productos que usas externamente, hay de todo esto y penetra en tu piel llegando a las células y tu sangre. Algunos emulsificadores populares son; goma arábiga, agar "Lecitina de soya, goma carob, carragenano, ésteres mono-acetil y diacetil tartárico y estearoil-2-

lactilato sódico y cálcico que son químicos que suavizan la masas (pan, galletas etc).

Aceite parcialmente hidrogenado. Es una grasa trans resultante de un proceso hecho a los aceites vegetales con gas hidrogeno para hacerlos rendir y para que nunca caduquen y causa que el sistema inmunológico se vuelve medio loco y crea bloqueo en las placas sanguíneas. Este aditivo se halla en las mantequillas de maní, dulces, meriendas empacadas chocolate etc. Aprendamos a leer las etiquetas mi gente. Una mantequilla de maní, por ejemplo, debe tener solamente maní orgánico crudo, sal de mar y más nada.
Muchas marcas tienen una línea de productos 100% natural. Hoy día hasta Walmart, tiene productos naturales. Smucker tiene una línea de naturales. Este químico se puede en serio evitar de una vez y por todas.

Galato de propilo. "El Galato de propilo es un éster del ácido gálico. Es usado en la industria alimenticia desde los años cuarenta, como antioxidante con el código E310. Por regla general se emplea en los alimentos grasos en los que se pretende evitar la oxidación." es lo que dice Wikipedia. Lo que no dice es que está en casi todos los aceites de cocinar incluyendo varias marcas de aceite refinado de oliva. Causa cáncer. Evitar a más no poder. Solo ocúpate de comprar aceites que vienen en botellas oscuras y de vidrio que sea extra virgen.

Olestra . Bloquea la "grasa" en las papitas lo que evita que se rancie y el sabor sea desagradable La gente cree que es bueno porque dice "no tiene colesterol". La verdad es que también bloquea a las vitaminas liposolubles que son precisamente las vitaminas que el colesterol aporta a nuestro sistema. Vitamina A.D.E y K. Este químico causa alergias, diarrea, gas y problemas de digestión en general.

Bromato de potasio. Cambia la textura de la comida. Existe en muchos panes para que no se desbarate y sea esponjoso, suave, dorado y con volumen. Puede causar convulsiones, causa intoxicación, "vómito, diarrea, depresión del sistema nervioso, daño renal irreversible, efectos muta-génico, destrucción de la vitamina B1 y niacina, inhibición de la disponibilidad del hierro y degradación del ácido fólico" **DR Mercola**

Benzoato. Químico presente en muchos vinos, y en bebidas energizantes. Ahoga las células privándolas de oxígeno y eso explica tantos casos de canceres hoy día. El sodio Benzoato, puede ser mortal si se combina con vitamina C. Lo mejor por favor es leer los ingredientes y escoger productos sin este químico. Causa desorden de atención, problemas de memoria y ataque de asma.

Lecitina de soya. Proviene del lodo que queda después de que el aceite de soya crudo pase por un proceso de "desgomado". Es un producto de desecho que contiene disolventes y pesticidas y tiene una consistencia que va desde un fluido gomoso hasta un sólido plástico. Antes de ser blanqueado a un amarillo ligero más atractivo, el color de la lecitina varía de un bronceado sucio al marrón rojizo. El proceso, usado en la fabricación de aceite de soya hoy produce menos lecitina que el proceso más antiguo de etanol-benzol. Este producto está en todos los productos posibles del mercado desde insolaciones, pintura, plástico, meriendas, dulces, leche, tortillas, hojuelas, productos de limpieza, de belleza y más. Y está relacionado con ataque del corazón, cánceres, problemas del cerebro, problemas de desarrollo del feto y cáncer.

...CAPITULO DOS

MERIENDAS QUE SÍ CONVIENEN.

Bueno como casi todas las meriendas para niños parecen estar llenas de veneno y comprar todo orgánico es caro, les doy otra alternativa... Hacer en casa las meriendas favoritas de tus hijos. Yupi!

Lo primero es conseguir todos los ingredientes criados localmente. Lo mejor es ir a unas de las fincas y haciendas familiares que hay en tu zona. Estos productos son naturales porque ellos no usan pesticidas ni soya ni maíz para sus animales porque el que se dedica a la siembra y cría de comida lo hace por amor a la naturaleza y dejan que sus animales vivan su vida, críen sus hijos, coman hierba y hasta gusanos, lagartos etc. El helado o nieve es merienda favorita de chicos y grandes, pero es algo muy toxico y la verdad ni orgánico es bueno. ¿Quieres un helado saludable? Hazlo tú en casa. Necesitas una máquina de hacer helados. (ice cream maker)

Helado de vainilla;

INGREDIENTES:

3 copas de Crema de leche, (orgánica, pasteurizada a baja temperatura) o cruda de una finca local.
3 huevos orgánicos o huevos crecidos localmente, dividir los huevos usar solo las yemas.
½ copa de miel de maple

1 cucharada de vainilla orgánica1 cucharada de harina de avena o arroz 2 cucharadas de vodka (opcional solo para suavizar cuando se saque del congelador)

Batir las yemas de huevo brevemente en un recipiente grande, de vidrio. Lavar los huevos con agua tibia y jabón antes de abrirlos. Batir los ingredientes restantes y vierta en su máquina para hacer helados. Seguir las instrucciones de su máquina de helados cuánto tiempo dice que hay que batir el helado varía de maquina a máquina. (unos 15-20 minutos para mi máquina), verter en un poco profundo, una fuente para hornear de vidrio. Cubrir con una tapa y mantener en el congelador.

Gelatina

Pudín de gelatina hecho con ingredientes sin procesar es un antojito fácil, rápido y delicioso es el plato perfecto para llevar a comidas informales. A todos nos gusta la gelatina.

Hay que tener en cuenta que en una caja de gelatina del supermercado sea de la marca que sea hay más de 5 químicos horribles.

Los colores y sabores en la gelatina procesada en combinación con el azúcar blanco modificado genéticamente artificial van derecho al cerebro causando danos irreparables. Lo mínimo que causan esas sustancias químicas, son niños hiperactivos irritables, con desorden de atención y ansiosos. No hay ni una sola cosa en la gelatina de la tienda, que sea natural. En un experimento de un laboratorio de muy alta reputación quedó demostrado y los que comen gelatina, por desgracia son conejillos de indias involuntarios.

Además, los ingredientes de gelatina de cereza, por ejemplo, son colores artificiales que matan neuronas poco a poco: Azúcar (GMO), gelatina (GMO), ácido atípico (tóxico del hígado), contiene menos 2% de sabor artificial (suficiente para matar millones de neuronas), disodio de fosfato (un cancerígeno) sodio citrato (GMO), ácido fumárico (un tóxico que afecta los riñones inmediatamente) rojo 40 (cancerígeno). La gelatina natural hecha en casa es la única saludable que podemos obtener.

INGREDIENTES.

Sacar jugo de 6 manzanas, o comprar jugo de manzanas orgánicas 3 cucharadas de gelatina plana o sin sabor en polvo. Le pone 4 onzas de agua hirviendo lo bates bien y añade en el jugo de manzana. Poner la mezcla en la nevera dejarlo toda la noche y al otro día.

CHOCOLATE CHIPS COOKIE CAKE O TORTA DE GALLETAS DE VIRUTAS DE CHOCOLATE!!!

1 Taza de mantequilla ablandada (puede sustituir con aceite de coco extra-virgen si es necesario)
1 1/2 tazas Sucanat o rapadura (azucares súper saludable básicamente jugo de cana disecado)
2 huevos grandes (orgánicos)
2 tazas de harina de escanda, preferentemente recién molida
1 cucharadita de bicarbonato de sodio
½ cucharadita sal marina
1 1/2 cucharaditas de extracto de vainilla pura
1 1/2 tazas de virutas de chocolate libre de soya

Instruccones.

Precalentar el horno a 350 ° F / 177 C. Forrar un molde para pizza grande y redondo con papel pergamino sin blanquear.

En un tazón grande, mezcle la mantequilla ablandada y Sucanat. Batir los huevos y añadir junto con el extracto de vainilla a la mezcla húmeda. Combine la harina, el bicarbonato y la sal en un tazón grande. Añadir la mezcla de harina, a la mezcla de mantequilla y Sucanat, un poco a la vez mezclando bien. Extender la mezcla de manera uniforme, a través de la parte inferior de la bandeja para pizza forrada con papel pergamino. Añadir los chocolaticos de manera uniforme, en la parte superior presionando ligeramente en la masa, por lo que se sigue todo mostrar una vez que se hornea el pastel de galletas, hornear durante 20 minutos o hasta que los bordes estén ligeramente dorados, y el centro de la torta este firme, pero aún blanda. Dejar enfriar 10 minutos y servir con chocolate casero, té ò soda casera.

SODA DE JENGIBRE CASERA.

INGREDIENTES

Una pieza de 1 o 2 pulgadas de raíz de jengibre fresco, picado. Yo uso 3 pulgadas de jengibre.
2 tazas de azúcar orgánica sucanet o rapadura. Si se utiliza el azúcar normal, añadir 1 cucharada de melaza para añadir minerales.
½ taza de jugo de limón
½ cucharadita de sal del Himalaya
8 tazas de agua filtrada (libre de cloro) (yo uso la máquina de agua Kangen)

¼ de taza de suero de leche para una fermentación más rápida, aunque el sabor no será tan bueno. Más adelante digo como hacer suero de leche)

Instrucciones

Mezclar en 3 tazas de agua, raíz de jengibre picado, azúcar (melaza y si es necesario), y la sal en una cacerola y llevar a ebullición.

Cocina a fuego lento la mezcla durante unos cinco minutos hasta que el azúcar se disuelva y la mezcla comienza a oler a jengibre.

Retirar del fuego y agregar el agua adicional (las 8 tazas)

Añadir el jugo de limón y el suero de leche

Pasar a un jarrón o botella de cristal con una tapa que cierre bien (hermético). Agitar bien y poner la tapa bien ajustada

Deja en la mesa durante 2-6 días hasta que se le vea burbujitas luego a la nevera, donde va a durar lo que se desee.

Hay que estar pendiente desde que se pone en la nevera. El uso de suero de leche hará que se fermente rápido. Debe haber burbuja y hacer un silbido como de un

refresco cuando se retira la tapa. Esto depende de la temperatura y puede necesitar eructar o ser agitada durante el tiempo de fermentación fuera de la nevera

La mezcla final debe tener un olor a jengibre y un poco de levadura / fermentación y debe ser efervescente.

La mezcla puede ser filtrada y ser transferido a las botellas de estilo "soda" antes de poner en la nevera.

Nota.

Para la soda no debe usarse miel, ya que la miel tiene activos anti-bacteria y entonces interfiere con la fermentación la cual crea bacteria benéfica para El colon. Esta bacteria benéfica al tracto intestinal se come el azúcar que contiene la bebida.

COCADAS O MACARRONES DE COCO.

4 claras de huevo (orgánicos o de rancho, corral o finca local)
⅓ taza de jarabe de arce o miel
pizca de sal
2 cucharaditas de extracto de vainilla
2 tazas de coco rallado
el aceite de coco 1 cucharada de mantequilla o
Opcional: 1 cucharada de polvo de Maca

Instrucciones

Batir las claras de huevo con una pizca (1/4 cucharadita) de sal a
punto de supiro o merengue
Agregar la miel, vainilla, coco, aceite de coco derretido y Maca (si se
utiliza)
Cuidadosamente doblar en las claras de huevo.
Deje que la mezcla repose en la nevera durante 30 minutos para
que el coco se funda con A mezcla.
Precalentar el horno a 350 grados
con la cuchara suavemente ayude sobre papel de pergamino a
forrar la bandeja para hornear.
Hornear durante 8-12 minutos hasta que comiencen a dorarse.

PAN DE CALABAZA.

5 huevos
1 taza de puré de calabaza
¼ de taza de aceite de coco o mantequilla (ablandada)
½ taza de harina de coco
1 cucharadita de bicarbonato de sodio
1 cucharadita de vainilla1-2 cucharadas de especias para pastel de calabaza o de canela
¼ de taza de miel o unas gotas de extracto de Stevia

INSTRUCCION
Precalentar el horno a 400 grados
Ponga todos los ingredientes en un recipiente de tamaño mediano
Usando fuerte batidora o licuadora de inmersión. Mezclar hasta que quede suave y bien incorporado. Si la masa es demasiado espesa, agregue un poco de leche de coco o agua para diluir. Poner en moldes para muffins engrasados o un plato de hornear de 8x8 (un molde para pan normal no funciona) - Para que queden como bizcochito, utilizo una medida ¼ de taza para hacer muy parejo el tamaño.
Hornear durante 13-18 minutos (magdalenas, o bizcochos) o 20-25 minutos (pan) hasta que se dore.

PALOMITAS DE MAÍZ

Palomitas o rositas de maíz es un antojito que encanta a toda la familia, pero ya que el maíz no se empapa o fermenta como otros granos para asegurar liberar los anti nutrientes y azúcares, no se puede comer muy a menudo!

También es mejor evitar las palomitas de microondas y hacerlo de la manera antigua en la estufa o con una máquina de las palomitas eléctrica.

Recuerda usar las palomitas de maíz orgánico ya que el 95% del maíz en la tienda es GMO

Para hacer palomitas de maíz en la estufa, añadir 2 cucharadas del aceite de coco extra virgen y ¼ taza de palomitas de maíz en una sartén. Cubrir con una tapa de vidrio y caliente a fuego medio moviendo un par de veces hasta que comience a estallar. Bajar el fuego y continuar agitando hasta hacer estallar todo.

Coloque las palomitas de maíz en un recipiente grande y la llovizna en mantequilla o aceite de coco derretido ½ taza es suficiente, una pisca de sal de mar o levadura nutricional si desea.

GALLETAS DE JENGIBRE

Galletas de jengibre son una receta de galletas más fáciles que hay. Coloca 1 ½ tazas de almendras crudas orgánicas en el procesador de alimentos y procese hasta que quede bien molida. Mezclar la harina de almendra junto con ½ taza de mantequilla ablandada, 1 taza de arrurruz en polvo, ½ taza de Sucanat, azúcar de coco o rapadura. 1 cucharada de agua, 1 ½ cucharadita de jengibre en polvo, 1 cucharadita de canela, ¼ de nuez moscada cucharadita y clavo dulce, y ½ cucharadita de sal marina en un recipiente de vidrio. Formar bolas de tamaño de nuez de masa y colocar en una bandeja recubierta con aceite de coco o papel de pergamino. Hornear a 300 grados F durante 5 minutos y luego presione hacia abajo cada galleta con un tenedor. Hornee adicional de 15 minutos. Dejar enfriar y almacenar en recipientes herméticos en el refrigerador.

...CAPITULO TRES

LA VERDAD SOBRE GRASA Y ACEITES

La gran mayoría de nosotros, dejamos las grasas cuando queremos mejorar la salud, es como lo más lógico para nosotros. Pero ¿qué tal si te digo que hemos sido programados? es que la campaña negativa sobre las grasas nos ha predispuesto a pensar así. Hemos sido manipulados, por puro caprichos de intereses de una industria específica, y sus intenciones. Las grasas producidas por el hombre son las grasas que hay que evitar. Los aceites líquidos y procesados, hidrogenados, margarina "grasas trans" (grasas insaturadas) son los culpables de tantas enfermedades. Estos aceites "vegetales" se vuelven rancios desde que ven el aire además de, contener hasta gasolina en sus procesos. Estos aceites refinados y rancios se hallan presentes en casi el 100% de los productos procesados hoy en día así que terminamos consumiendo este veneno hasta sin saberlo.

Los aceites "saludables" tales como oliva, aguacate, maní etc. casi nunca los incluyen en los productos que consumimos a diario, a menos que sean productos naturales cien por ciento. Y qué decir del famoso aceite de **canola**. Bueno en primer lugar no hay una planta, árbol, ni una hierba que se llama canola así que ese aceite es construido en un laboratorio. Es una imitación del aceite de oliva y le añaden omegas para hacerlo "saludable".

Lo que la gente no sabe es que ese "omega3" está rancio y al ser "puesto ahí" artificialmente no es absorbible por tu cuerpo. Al final solo pones grasa indigerible en tu cuerpo la cual te va a cobrar un peaje tarde o temprano.

Las grasas tradicionales, naturales no procesadas deben ser parte vital de una dieta saludable, y de nuestros alimentos de cada día. Grasas saturadas y poliinsaturadas, son el alimento favorito de nuestro corazón. Nuestro cuerpo necesita las vitaminas grasa-solubles A, E, D y K que precisamente se encuentran en la grasa saturada sobre todo cuando estas grasas provienen de animales criados tradicionalmente, en el campo.

Al consumir "los activadores (vitaminas A, D E y K) también aumenta la absorción de minerales Por lo tanto la grasa animal hace que toda su comida aún más nutritiva" DR. Weston A Price. En otras palabras, aunque nos atragantemos (en suplementos) de minerales, puede que no lo estemos absorbiendo si faltan las cantidades adecuadas de grasas saludables y tradicionales en nuestra comida diaria.

"Consumir muchas grasas tradicionales, es fundamental para estar bien nutrido. Es simplemente imposible ser saludable sin grasa" - **Sarah Pope**- Activista y autora holística.

"El escándalo de las grasas y aceites es quizás lo más grande en ignorancia y desinformación y codicia en la historia de la producción de comida " **Jhon Finnegan** Autor de " fats facts" "verdades acerca de las grasas"

Y qué hay del "feo y malvado... colesterol...

En primer lugar, hay que saber algo importante y es que el cuerpo hace 3000 mg, de colesterol diariamente. Este macronutriente, tiene muchos trabajos que hacer en ti, por ejemplo, hacer hormonas, ayuda a hacer bilis para ayudar con tu digestión, ayuda al sistema nervioso, y ayuda a reducir la hormona del estrés... 3000 mg, es igual a si comes 1 libra de mantequilla al día o 300 tiras de tocinetas, Si uno come mucho colesterol el cuerpo hace menos, si uno evita el colesterol entonces, el cuerpo hace más y más. Lo que causa el colesterol malo en tu cuerpo son los carbohidratos y los azucares refinados. Cuando tu doctor te dice que tienes el colesterol alto lo que hay que cortar es los azucares. Solo inténtalo y ve que tal.

"Mientras más colesterol comieron, y más calorías consumieron, más le bajo su colesterol malo, Hallamos que la gente que comían más colesterol tenían mejor peso y eran mucho más activas que las personas que evitaron las grasas saturadas y se sometieron a régimen vegetariano las cuales al final del estudio la mayoría tenían enfermedades cardiovasculares y fue el grupo de muerte temprana"

-Willian Castelli director de -El estudio del corazón de Framinghan. Un estudio que tiene más de 60 años con más de 120,000 personas de los residentes de este pueblo en Massachusetts sin riesgo alguno de enfermedades del corazón, y sus hijos.

Otro estudio llamado *"La paradoja francesa"* demostró que los países europeos que consumen grasas saturadas son los de menos enfermedades del corazón.

Una y otra vez queda demostrado, que el colesterol natural en grasas de origen animal es muy importante para la reparación de tejidos y la función del cerebro, quizás por eso es que los niveles de colesterol en la sangre se elevan lentamente a medida que pasa el tiempo y vamos teniendo más edad. Muchos no saben que las mujeres, con colesterol alto viven más que las de colesterol bajo y quizás sea porque el colesterol, provee los componentes básicos necesarios, para que el cuerpo produzca los esteroides naturales, que protegen contra enfermedades del corazón y cáncer. Todos los órganos necesitan colesterol para su contextura y además para su energía a excepción del cerebro y los glóbulos rojos que usan la glucosa para energía.

El colesterol también es importante para el crecimiento de los niños, ya que ayuda a construir un cerebro sano y el sistema nervioso y el tracto intestinal. Las madres en Asia tradicionalmente comen hasta 8 huevos al día cuando están amamantando. Es que, en esa cultura, desde siempre se ha sabido que, esto ayuda que sus hijos sean inteligentes. El colesterol, es lo que convierte la luz del sol en vitamina D en nuestra piel y los beneficios son muchos. (Antioxidantes, anti-bacterial, protección de toxinas, batería buena para la flora intestinal) Es el colesterol oxidado o rancio que se encuentra en los alimentos procesados que hay que evitar. El consumo de este tipo de colesterol aumenta el riesgo de muchas enfermedades inflamatorias, tales como enfermedades del corazón. Si parece una idea loca, contradictoria y difícil de creer, pero solo hay que repasar pasado, veremos que las enfermedades del corazón antes del 1920 era algo extremadamente raro en los Estados Unidos, sin embargo, durante este mismo tiempo lo que más se hablaba de los estadounidenses era que abusaban de la mantequilla.

Los procesos en las grasas saludables, es la razón que los niños de hoy en día, tengan anemia y otros trastornos de salud, ya que se les da leche baja en grasa y sustitutos de mantequilla. Las culturas primitivas, instintivamente sabían la importancia de las grasas saludables en la dieta. "De hecho, estas culturas se preocupaban mucho de que tantos niños, embarazadas y ancianos, obtengan estas grasas en su dieta día a día en abundancia".

Vamos a ver algunos alimentos más tradicionales nutritivos, ricos en grasas saturadas, colesterol o ambas.

MANTEQUILLA

"La Reina De Las Grasas" También llamada la "grasa perfecta" (recordemos que en la biblia los profetas comían mantequilla y hasta Jesús consumió grandes cantidades de mantequilla hasta los 12) Esta grasa "espiritual" Ayuda con la digestión. Limpia las arterias, al contrario de la margarina lo cual es tan venenoso que ni los animales la comen. Innumerables estudios han demostrado que desde que se implementó el uso de la margarina, las enfermedades del corazón aumentaron además de la obesidad.
La mantequilla contiene las propiedades que la califican para ser llamada "Super-food" (súper-comida) Minerales como: cromo, cobre, fósforo, hierro, calcio, selenio, manganeso y yodo. La mantequilla también contiene ácido butírico el cual ha sido comprobado evita el crecimiento de tumores en las glándulas mamarias.

¿Porque será que esto no sale en primera plana? La industria de aceites vegetales ha hecho de la mantequilla "una comida maldita", a pura propaganda negativa muy bien orquestada sin ninguna base científica. Si uno investiga antes de la primera guerra mundial no teníamos historia de aceite de soya ni de aceites refinados. Es todo armado para hacernos enfermos.

El Dr. Price estudió pueblos tradicionales aislados en todo el mundo, encontró que estas culturas casi idolatraban la mantequilla de color amarillo anaranjado de las vacas que se crían en el campo al aire libre tomando sol. Muchos análisis de esta mantequilla en laboratorio indicaron niveles muy altos de vitaminas grasa-soluble, A,D,E Y K, que el Dr. Price los nombro como catalizadores para la absorción de minerales . El Dr. Price también creía estos activadores solubles en grasa son importante para la absorción de las vitaminas B solubles en agua e incluso la vitamina C. Además de los omegas3, lo que sabemos, es vital para la buena función del cerebro. Tal vez las culturas tradicionales, apreciaban la mantequilla tanto, debido a su importancia para la concepción (casi todos los vegetarianos que conozco no tienen hijos) ¿Coincidencia? Los sustitutos de la mantequilla no promueven el desarrollo del embrión ni la fertilidad. Y ya ven en los últimos años en Estados Unidos, el consumo de mantequilla ha disminuido, las tasas de esterilidad y problemas hormonales han aumentado.

HÍGADO.

El hígado es otro alimento primitivo muy respetado por estos pueblos aislados. Como la mantequilla, el hígado es extremadamente fuerte en los activadores grasa-solubles, especialmente las vitaminas A y D. También es un alimento rico en colina, hierro y vitaminas del complejo B, particularmente B12 en la cual tantos latinos son deficientes. La colina es crítica para el desarrollo del cerebro.

El hígado es una excelente fuente de colesterol "bueno", lo que es tan importante para la producción de esteroides anti- inflamatorios en nuestro cuerpo, lo que nos defiende contra enfermedades degenerativas.

El hígado fue tan, pero tan respetado por nuestros ancestros, que todavía hay culturas usan este mega alimento, como primera comida de los bebes a partir de los seis meses.

YEMAS DE HUEVO.

Las yemas súper amarillas de gallinas que se crían libre de criar sus pollitos de y picotear su alimento (como insectos, gusanos, lombrices y lagartos) son la más saludables pero la gente de asusta de ese color. Las yemas de estos huevos son ricas en DHA y ácido araquidónico, tan súper necesarios, para el desarrollo saludable del sistema neurológico y la función del cerebro de los bebés. El ácido araquidónico, también es importante para mantener la buena función intestinal, lo cual es de vital importancia para la salud. Las yemas de huevo, contienen carotenoides que son antioxidantes muy potentes. Estos son los nutrientes que le dan su color a la yema de huevo de amarillo intenso, mientras más amarillas, más nutrientes tienen. Los carotenoides, son mucho más fáciles de asimilar cuando se encuentran en las yemas de huevo que cualquier vegetal, también debido a que las grasas saturadas ayudan a la transformación fácil de carotenoide a vitamina A. Si, así es. Los carotenoides en la zanahoria, por ejemplo, necesitan ser consumidos con grasa saturadas para que se aproveche la vitamina A tan famosa en la zanahoria, (Diente de León tiene más beta-caroteno que la zanahoria).

ACEITE DE COCO.

El aceite de coco ha sido desacreditado por décadas porque es lo más saturado de la creación. La campaña en contra de esta grasa tan saludable y tradicional ha demostrado ser estúpida ya que en los últimos años los beneficios son más evidentes. El ácido láurico es, principalmente, el ácido graso más increíble en el aceite de coco ya que se encuentra en grandes cantidades. Confidencialmente, la leche materna humana es también muy alta en este ácido.

El ácido láurico graso es mágico, y se ha demostrado que es dueño de fuertes propiedades anti-hongos y anti-microbios. Su uso tradicional en la cocina tropical primitiva siempre fue proteger a los nativos de las bacterias y hongos, que eran tan comunes en su comida a la hora de almacenarlas, en esos tiempos que no había electricidad.

Las grasas especiales en aceite de coco, son utilizadas constantemente por el cuerpo para crear energía. Muchos estudios han demostrado, que las personas que usan aceite de coco, en su dieta notan que el nivel de energía es grandísimo, comparado con antes de integrar aceite de coco, además de la resistencia corporal combatiendo así la fatiga. Muchos han descubierto que, empezar el día con una taza de cualquier té, con una cucharada de aceite de coco, es más potente que el café como energizante. Yo, doy testimonio de eso ya que con una nena de 6 años y un bebe de casi 2, no duermo una noche completa nunca, así que para ayudarme a estar activa desde las 6;30am, añado una cucharada de aceite de coco extra virgen en mi te, en ayunas y aguanto toda mi jornada como súper mama. (yo tomo 3 tazas en ayunas desde hace tiempo)

El DR Bruce Fife escribe en su libro "El milagro del aceite de coco" y 20 otros libros más sobre el coco. Descubrió que este aceite previene no solo enfermedades, sino que también cura la artritis, protege el cerebro, y cura el Alzheimer. Y prefiere tratar estos pacientes con aceite de coco, en vez de medicamentos.

¡En resumen, el aceite de coco es un aceite milagroso! Así que a cocinar y freír con este aceite tan benéfico. También se puede utilizar para el cuerpo ya que evita las arrugas, combate resequedad ayuda con las estrías y estimula el crecimiento del cabello. Yo lo uso en el cuerpo y no tengo estrías después de dos bebes, cuyas barrigas parecían de mellizos. El almacenamiento de este aceite es fácil, ya que se puede mantener a temperatura ambiente, durante muchos meses y nunca perder ni sabor ni frescura. Ni se transforma su molécula ya que es grasa saturada lo cual es súper estable no se vuelve cancerígeno ni rancio.

Manteca de cerdo y sebo de vaca.

Es muy pero muy saludable. Muy ignorada pero MUY saludable. Nuestros abuelos nunca usaron "aceite de flor de sol", o aceite de "semilla de uva" y definitivamente no aceite de soya ni de maíz. ¡La manteca de cerdo y el sebo de vaca, así como la mantequilla, tienen beneficios hasta espirituales! Aumenta la nutrición de tus comidas, así como lo hace la mantequilla. Al contrario de lo que cree hoy día, la manteca no enferma ni engorda de hecho, ayuda a limpiar las válvulas igual la mantequilla también. Lo que si engorda es la leche 1% o reducida que tanto se consume hoy día. La manteca siempre se ha utilizado en la cocina tradicional, tanto para freír, hornear o solo dar ese toque de sabor a las comidas.

La manteca de vaca más nutritiva es la que se saca del sebo alrededor de los riñones, igual con el cerdo. Claro si se crían al aire libre comiendo hierva, vegetales, tierra, etc. (los criados naturalmente) entonces eso causa que la manteca sea rica en vitamina D. Si te gusta la manteca o sebo entonces hay que hacerla en casa, es la única manera que conviene porque uno se asegura de qué fue hecha, y de qué manera. ¿Cómo se hace? Se toma la grasa de vaca o cerdo o bisonte, se coloca en un sartén de hornear se mantiene en el horno por 12 horas a 170 grados, ósea en mínimo. Al final terminas con un sartén lleno de grasa cristalina la que se cuela y se deja en un recipiente tapado. No necesita ser refrigerado porque no se daña.

¿Qué haces con el chicharrón que queda? *"Pues es muy sabroso o lo puedes poner en el horno hasta que se seca mucho más y usar como merienda y también se puede poner en ensaladas"* -Sara Pope

Hay mucha más información sobre la manteca en el idioma inglés en el sitio de la fundación del DR price

Mucha educación en este tema es la fundación del DR Weston A Price
http://www.westonaprice.org

...CAPITULO CUATRO

MITO EL CEREAL FRIO "ES SALUDABLE"

Otro mito en esto de la salud es el "cereal de desayuno "o cereal "frío" Si uno investiga en internet la verdad no hay tanta información sobre lo que realmente significa para la salud esta comida moderna y tan comercializada. En el medio holístico tenemos acceso a mucha información sobre los alimentos.

Hay cientos de estudios sobre la verdad del cereal procesado, que nunca se han publicado, solo se sabe de dos estudios donde experimentaron con grupos de ratas. El primer estudio, fue con cuatro grupos de ratas, el primer grupo fue puesto a comer grano de trigo normal y agua, el segundo en agua y vitamina, el tercer grupo solo agua, y el cuarto grupo de ratas tuvieron todo el cereal procesado que querían. El primer grupo vivió más de un año sin problemas serios de salud, el segundo grupo vivió solo 6 semanas, (no se puede vivir de vitamina solamente) el tercer grupo murió en 4 semanas y el cuarto grupo murió 2 semanas.

Este estudio fue descubierto por Paul Stitt, un empleado de una compañía de cereal descubrió esto en los archivos y lo publicó en su libro; "Luchando *contra el gigante de la comida* ". **MR stitt** era un bioquímico y en su libro describe el proceso mediante el cual se fabrica el cereal frío, escribe el proceso de extrusión, que trata a los granos con muy alto calor y presión, y señala que el procesamiento destruye gran parte de sus nutrientes. Se desnaturaliza los ácidos grasos; incluso *"destruye las vitaminas sintéticas que se agregan al final del proceso"*. El aminoácido lisina, un nutriente esencial, es desnaturalizado por el proceso de extrusión.

" Cuando ponemos los cereales a través de un extrusor, (maquinaria usada para hacer cereal) se altera la estructura de las proteínas. La proteína Zeìnas, que comprenden la mayoría de las proteínas en el maíz, se encuentran en orgánulos esféricos llamados cuerpos proteicos". La literatura científica contiene un estudio sobre los granos extruidos, que investigaron los cambios en las proteínas corporales, la forma y la liberación de alfa-zeínas encapsuladas como resultado del proceso de extrusión encontraron que durante el mismo los cuerpos proteicos son completamente interrumpidas y que la alfa- zeınas dispersas. *"El proceso de extrusión rompe los orgánulos y dispersa las proteínas, que luego se convierten en tóxicos. Cuando las proteínas se alteran de este modo, puede afectar adversamente el sistema nervioso ¨* **MR. Stitt.**

Yo no sé tú, pero esta información es suficiente para que ni yo ni mi familia, vuelva a siquiera, mirar el cereal frio jamás.

Ahí queda demostrado que el trato dado al grano natural para hacerlo cereal es muy cruel y además de eliminar todos los nutrientes en el grano ya sea orgánico o no, este producto resulta en tóxico. Pero el FDA dice que no hay daño alguno. Así es: La organización encargada de aprobar lo que se come en Estados unidos dice que es "seguro" consumir este veneno imagínense... ¿Que esperanza hay?

Hay papeles que demuestran un estudio usó tres grupos de ratas para comprobar que el cereal frio es mortal.

El primer grupo de ratas fueron mantenidos con comida normal de ratas, **el segundo grupo** fue alimentado con corn flakes (Hojuela de maíz) y un **tercer grupo** fue alimentado con la caja de las hojuelas literalmente con el cartón. El primer grupo vivió por un año, el grupo que se alimentó con la caja vivió más tiempo que el grupo de ratas que comió el cereal, y estas tuvieron tumores, convulsiones, hiper-activismo, peleaban, se mordían y murieron de convulsiones. Al hacerle la autopsia encontraron anormalidades en su intestino delgado y en el cerebro. Esta es una industria multi-billonaria, cada año en estados unidos se venden más de 3 billones de cajas de cereal de desayuno al 49% de los estadounidenses, porque se "vende" como "saludable". Como ya vimos la manera que hacen el cereal de desayuno es deplorable y a muy alta temperatura un proceso muy dañino para los granos integrales porque mientras más proteína pues más toxinas. La proteína en los granos, así como en la leche es muy sensible y hay que ser cuidadosos en cómo lo preparamos. La preparación es vital a la hora de nuestra alimentación.

Otra cosa es que si uno se fija en los "ingredientes" casi el 100% dice "significante fuente de vitaminas B y hierro" dato curioso es que...Estos "ingredientes" abundan en las carnes rojas y muy poco en vegetales.

El que cree que desayunar cereal es lo más saludable está totalmente equivocado. El hiper-activismo que vemos hoy día en los niños que los maestros ni los padres pueden lograr que se queden quietos se debe principalmente al desbalance en los alimentos.

Un desayuno balanceado debe incluir grasa saturada y carbohidratos. Si, los abuelos sabían lo que hacían cuando le daban a uno papas, yucas o plátanos cocidos acompañados de huevos, queso o algún tipo de carne.

Otro problema que hay que tener en cuenta es el azúcar que hay en los cereales es suficiente para par alterar el sistema y el cerebro a cualquiera por par de días. Empezar el día con tanta azúcar no puede ser bueno para nadie. Los cereales fríos, aunque no tengas azúcar, son totalmente azúcares refinados dentro del cuerpo por el simple hecho de ser granos muy procesados.

Claro que hay **cereal saludable**. Aquí te dejo una simple manera de hacer cereal frío en casa.6 tazas de harina libre de gluten y orgánica.3 tazas de yogurt natural. Kéfir, suero de leche, o leche (3 tazas de agua más 2 cucharadas de jugo de limón o vinagre de sidra de manzana para las alérgicos a lácteos)
Mezclar la harina fresca con tu remojo de elección (ya sea leche fermentada, suero de leche o tan solo agua) en un recipiente grande de vidrio. Cubrir con una tela de algodón (que nunca haya sido blanqueado) tapar bien y dejar en la mesa durante las 24 horas. Después de remojo se haya completado la siguiente mezcla en la masa:
3/4 taza de coco o aceite de palma
1 taza de jarabe de arce grado B o miel (½ taza de rapadura o 5 gotas de Stevia pueden ser sustitutos)
1 cucharadita de sal marina.
2 cucharaditas de bicarbonato de sodio
1 cucharadita de extracto de vainilla
1 cucharadita de arce aromatizante
1 cucharada canela en polvo

Mezclar estos ingredientes bien en la masa empapada. Verter en 2 - 9X13 sartenes y hornear a 350 ° F durante unos 30 minutos hasta que un palillo insertado en el centro salga limpio.

 Va a resultar una pasta tòstadisima y luego de enfriar desmenuzar con las manos parecerá hojuelas de maíz (corn flakes)

Dejar secar al aire y guardar en la nevera ya que estos nutrientes necesitan sellar para que no se pierdan. Así tu cereal casero durará más de 2 meses bueno. Además, aunque sea procesado mínimamente de esta manera tan tradicional y saludable, toda harina y todo grano forman unas toxinas si no es refrigerado. Estas toxinas causan cáncer en el hígado según estudios en la universidad de Michigan.

Información ofrecida, en el evento de la fundación DR A Price en Sarasota New York en enero 2011 el cual yo asistí.

...CAPÍTULO CINCO

TE CONVIENE HACER TUS HARINAS EN CASA

El sistema de "**Extrusión**" no solo lo usan para Hacer cereales, sino también para la harina, y el pan. Así que piénsalo dos veces antes de comprar harina, otra vez. Yo compro granos integrales y preparo la harina en casa. Hay máquinas para moler a todo precio.

Hay tantos granos y uno se puede confundir a la hora de escoger el adecuado. La fundación del DR Price recomienda usar granos sin gluten, aunque en el proceso de "remojo" se descompone tanto el azúcar como el gluten. Se liberan los anti-nutrientes que puedan tener además de que los inhibidores de enzimas desaparecen.

¿Qué es el "remojo"? Simplemente dejar el grano, o legumbre que se vaya a preparar en agua por un mínimo de 7 horas. Yo prefiero 24 horas. Debe ser agua filtrada y una o dos cucharadas de sal marina, bicarbonato o vinagre de sidra de manzana. **¿Porque debe ser así?** Pues porque Esas sustancias son súper alcalinas y ayudan a deshacer las toxinas, y algunos bloqueadores de enzimas, el gluten y el azúcar Incluso la avena debe ser tratada en remojo.

Este proceso de culturas ancianas, garantiza que el cuerpo absorba todo lo que el alimento tiene para ofrecer además que la vitamina C, es creada en este paso, y eso hace que el colágeno en la avena sea absorbido.

Después del remojo, se cuela en grano y de deja al aire libre, y lo mueves de vez en vez, secando esto puede tardar más de un día. Luego ya que este seco lo pones en un sartén de hornear, y lo pones al horno a 170 grados por 10 horas. Sacar y esperar que esté frío, luego poner en el triturador de granos casero, se debe guardar en la nevera o refrigeradora por las razones expuestas anteriormente.

Harina de coco; Es la mejor alternativa al carbohidrato. No es que hay que evitar al famoso ¨carb¨ pero si es buena idea descansar de él de vez en vez. Esta harina es muy recomendada en la dieta "GAP" y en la de "cándida". **La harina** de coco puede llegar a ser un poco costosa por eso en este medio de "**holística**" aprendemos a hacerlo en casa.

Hacer esta harina es lo más fácil que hay. Uno puede usar la pulpa del coco que ya usó uno para hacer leche de coco o cualquier otro uso que le haya dado al coco. Esa "basura" está llena de nutrientes y mucha gente no lo sabe y entonces lo echa en la basura. Bueno pues en el mundo de vida holística tratamos de usar todo lo que hay en la cocina y desperdiciar lo menos posible. Pues la "basura de coco" esa fibra puedes tomarla y hacer "cocadas" o pan o dulce o ponerla en el horno a "disecar" en 175 grados por más de 10 horas, y hacer esta **harina**. No necesitas máquina de moler, pues con un simple procesador de comida y en menos de un minuto tendrás tu harina de calidad

Hacer Harinas en casa es un poco trabajoso, pero si piensas en los beneficios y valoras la salud de tu familia entonces vas a encontrar el momento de empezar esta rutina en tu diario vivir.

Si gustas del trigo esta es una manera de aprovechar las maravillosas propiedades de este anciano e histórico grano. El remojo como ya mencioné antes ayuda a que se deshaga el gluten (proteína que lastima casi en el 100% de las veces) y millones de personas son o alérgicas o intolerantes al mismo. Lo que mucho no saben es que el gluten se puede deshacer, descomponer o diluir hasta el punto de que no ser tóxico. Este es el único método natural para lograr un "libre de gluten" y estar a salvo de químicos y toxinas resultantes del proceso tan violento al que son sometidos los granos, semillas, pipas, núcleo, hueso de fruta o como le llamen en tu país. La verdad es que harina "fresca" lo es solo si tú la haces en casa.

Remoja tu trigo en suficiente agua filtrada con una taza de jugo de limón por libra de trigo que vayas a usar, (una cucharada de bicarbonato de sodio, o una taza de vinagre de sidra de manzana) por más de 7 horas especialmente si es trigo, tapar en una jarra o cápsula o cualquier recipiente de vidrio y una tela de algodón que nunca haya sido tratado con cloro.

Colar y dejar al aire libre por más de un día, hasta ver que sale como una raíz por uno de los extremos (este proceso se llama repollar o germinar hace muy pero muy bien a los granos a la hora de ser asimilados por nuestros cuerpos.)

Esto empezó en china, por los marineros chinos en sus viajes largos por el océano, y así crear vitamina C, para prevenir o tratar el escorbuto o deficiencia de **vitamina C**. Algunos de los síntomas del escorbuto son; aparición de hematomas, encías sangrantes, debilidad, fatiga y sarpullido. Al remojar el grano o semillas, se crea **vitamina C,** pero si lo germinas entonces la **vitamina C** se multiplica. De esta manera no solo se descompone el gluten el azúcar y se crea la maravillosa **vitamina C**, sino que se neutralizan los anti nutrientes y se asimilan las vitaminas del grupo B que de otra manera no se aprovechan.

El ácido fitico es el anti-nutriente más común en los alimentos principalmente en los granos. Este químico es natural de las plantas porque es un repelente que ayuda a mantener las plantas libres de insectos, pero a la vez inhibe las enzimas digestivas evitando así la absorción apropiada de los nutrientes que tanto necesitamos:

Hierro, fósforo, magnesio y zinc, además de que se hace más fácil la digestión ayudándonos a que no nos hinchemos.

Estos procesos tradicionales al grano, disminuyen el riesgo de reacciones alérgicas y se liberan más minerales, vitaminas, aminoácidos y fibra desde el interior de las semillas.

Siguiendo con la preparación de tu harina. Dejas secar el grano totalmente en eso se va casi un día más y luego poner en un paire a hornear por 12 horas o más a 150 u 160 grados.

Esto es para proteger la proteína y no se desnaturalice. Luego se saca del horno se deja que enfríe totalmente y luego poner en el moledor. A Veces, hay que pasar la harina dos y tres veces por el moledor, para que quede bien fina. Guardar en la nevera y usar antes de dos meses.

Usa tu harina saludable en todas las recetas de hornear. Es harina igual que la del supermercado, pero mucho más saludable.

Repetir el mismo proceso con cualquier grano. El procedimiento no varía. Recuerda que la germinación ayuda bastante a que el grano sea más nutritivo. El remojo también debe hacerse con la avena. Yo la dejo toda la noche y por la mañana se pone en la estufa, y al empezar a hervir se va sacando, toda la espuma que va produciendo, eso son toxinas también, se hierve en la misma agua que amaneció y se hace igual con el arroz integral. Hay una sustancia cancerígena presente en las harinas procesadas: galletas, pan, masitas, bizcochos etcétera, y esta toxina se llama **Aflatoxina** y causa cáncer en el hígado; una razón más para remojar y germinar los granos. Hay compañías que se dedican a hacer sus productos tradicionalmente, pero hacerlo en casa es lo que más conviene.

Los anti nutrientes que existen en los granos, aunque no siempre son todos tóxicos, terminan lastimando el sistema linfático porque evitan que los nutrientes lleguen a su destino: **nuestras células.** La misma técnica para hacer pan en casa solo que se añade 1 ¾ cucharadas de levadura en polvo en 1 de copa de agua caliente puedes ponerle yogur si quieres, mezclar 1 copa de yogur con el agua tibia y azúcar si se desea. Mover y mover hasta que esta mezcla esté espumosa. Mientras tanto la harina está al lado esperando ser bañada por esta mezcla poco dulce. Mezcla y amasar la masa hasta que veas que parece pan y dejarla sentar por hasta 2 horas hasta que notas que creció la masa, luego poner en el medio de un molde o paire engrasado, yo uso manteca de vaca puedes poner la grasa que gustes y cubre con papel aluminio por 1 hora y crecerá un poco más. Luego ponerlo al horno por 45 minutos. Recuerda que esta mezcla tiene levadura y va a crecer hasta 3 veces su tamaño. Ya después que uno prueba el pan hecho en casa, será difícil volver a comprar en la tienda especialmente si ya sabes que prácticamente no hay pan saludable. Solo los que dicen "germinados" o sourdough y los ingredientes deben ser muy pocos. No más de 4. (Agua, sal de mar, masa fermentada, y harina del cereal o grano que uno guste) Algunos de los panes agrios que se venden en USA, contienen soya así que hay que fijarse bien en los ingredientes ya que la soya no conviene.

...CAPITULO SEIS

EL AZÚCAR... MITOS Y VERDADES

Últimamente, se viene hablando mucho sobre el azúcar, y es que muchísimos estudios, han determinado que el azúcar; no solo alimenta la cándida, sino que causa degrado de las células, así que el azúcar también alimenta el cáncer. La azúcar refinada es la más dañina porque mientras destruye tu tracto intestinal, afecta tu cerebro, tu corazón, tu encía, (lo cual promueve diabetes, fallo de riñones, pérdidas de dientes etc) páncreas, fallo de hígado (MAS DAÑO QUE LAS HEPATITIS, porque hace el hígado "gordo" esto se conoce como síndrome metabólico) el azúcar también se almacena un tus músculos en forma de triglicéridos causando obesidad. El problema es que nuestro hígado no puede procesar el azúcar refinado. El Azúcar refinada está en el 74% de los productos que dicen llamarse "saludables".

Las salsas para espaguetis o pasta, aunque tú creas que solo tiene tomates tiene azúcar en grandes cantidades. La salsa de barbacuá trae miel de maíz (un endulzante adictivo que menciono en el capítulo 1). El yogur más vendido contiene 4 cucharadas de azúcar refinada, y uno piensa que el yogur tiene que ser saludable. ¿Cierto? Los aderezos de ensaladas contienen muchísima azúcar también. ¿Porque la industria de la comida hace esto? Pues para aumentar el sabor. *"Hasta pupú de perro es sabrosa si le ponemos suficiente azúcar"* **DR Lustin.**

Un equipo de investigación encabezado por el **DR Robert Lustin,** Profesor en la división de pediatras y endocrinología en la universidad de San Francisco, llevó a cabo un estudio por muchos años, donde tomaron personas obesas y las alimentaron con carne, mantequilla, y frutas en vez de alimentos refinados, sodas, jugos, etc. En 2 semanas el colesterol en la sangre de estas personas bajo en más del 30% y sus síntomas habían desaparecido.

Otra parte del estudio fue que tomaron personas que violaban la ley, una y otra vez, alimentándolos con una dieta alta en grasa saludable y frutas. Estos ciudadanos, nunca más volvieron a delinquir en los años que duró el estudio. Esta investigación puso en claro que el azúcar, afecta hasta el buen razonamiento. Ya que el azúcar es una sustancia adictiva, el cerebro reacciona igual que reacciona a cualquier droga ilegal por ejemplo la cocaína.

Este estudio se llama; "Sugar the bitter truth". Está en inglés en el internet.

El azúcar, viene disfrazada de nombres raros y la verdad hay que saber de química, para entender y leer estos ingredientes. En total los norteamericanos consumen 125 libras al año por esa razon es que vemos la obesidad en aumento en este país.

¿Cuál azúcar usar? Pues hay muchas alternativas saludables. **El azúcar de caña** sin proceso y cruda es muy bajo en índice glicémico y como endulzante y es recomendable para diabéticos, contiene minerales como: calcio, fósforo, zinc, potasio cobalto, cobre y magnesio. También tiene vitaminas A,B1, B2, B3 B5 Y B6, vitamina C y muy alto contenido de fito-nutrientes y antioxidantes vitales para la vida.

El azúcar de caña también ha sido víctima de la campaña negativa alrededor de la misma para vender los endulzantes artificiales que matan nuestra población de bacteria intestinal. Tenemos 6 libras de microorganismos, que viven en nuestro intestino que nos asisten a la absorción de nutrientes, manufacturan las vitaminas, nos protegen de toxinas, nos fortalecen el sistema inmunológico así que sin esta "bacteria" (como se conoce en el mundo de la medicina) nos morimos. Evitar **endulzantes artificiales** es lo más saludable. Yo, lo que hago es que no compro ni jugos, ni nada en botella, ni meriendas empacadas así evitar añadir azúcar extra. Hay que enserio, prestar atención a esto del azúcar porque en USA, cada día se puede apreciar los efectos de la dieta típica americana, la cuál es súper alta en comida refinada lo que se resume en radical libre. **Azúcar de coco**; tiene un impacto, mucho más bajo en la sangre que el **azúcar de caña**; siempre debe ser cruda y orgánica. Recuerda que los procesos alteran los alimentos y lo que nos conviene es evitar consumir alimentos procesados.

Así que, si se puede consumir azúcar orgánica y cruda, las frutas contienen azúcar saludable además aportan vitaminas, antioxidantes y fibra lo que contrarresta, el azúcar que traen a tu sangre.

El sucanat, y rapadura; son derivados de azúcar de caña y son prácticamente jugo de caña seco así que no puede ser más natural de ahí.

El jarabe de arce o maple syrup; como se conoce en inglés es también muy buena opción para endulzar. Hay dos clases de este endulzante "grado A y grado B". El grado B es más saludable está lleno de minerales y es más barato que su contraparte.

Miel cruda; ¨El oro de la naturaleza¨ es un alimento que, aunque endulza más que el azúcar, es curativo tanto del cuerpo como de la mente y el espíritu, su uso ha sido milenario y en la biblia podemos ver que los profetas e incluso Jesús usaba grandes cantidades de miel. Es el endulzante más recomendado porque tiene enzimas, proteína, vitaminas C y todas las del grupo B además de varios minerales. Pero deber ser cruda orgánica y local.

¨*En la medicina Ayurvedica usan la miel como purificador de la sangre, descongestionante y tónico para los riñones*¨ **La dieta delgada**.

Stevia ; Aunque viene de una planta la verdad que los productos resultantes de esta planta, ya "extracto" o "polvo" que por cierto es blanco, viene siendo tan dañino para tu cuerpo como el azúcar refinado. Stevia debe ser consumida de en su manera natural. Hay lugares que venden la hoja de Stevia disecada, así como la raíz En ese estado Stevia si es saludable

Agave; No es saludable como se creía. La razón que se empezó a recomendar es porque tiene muy bajo impacto en la sangre (índice glucémico). Cuando se come agave el cuerpo no libera tanta insulina como cuando se come el azúcar regular. Esto puede afectar la forma en que su cuerpo libera una hormona llamada leptina, que ayuda a controlar el apetito. Al mismo tiempo, los expertos creen que la fructosa se convierte en grasa más rápidamente que la glucosa (el azúcar en grano integral y pasta). Esto puede dar lugar a varias consecuencias alarmantes. La primera es que las personas que consumen una gran cantidad de agave están en riesgo de aumento de peso, especialmente la grasa del vientre.

La segunda es que el *"agave puede en realidad aumentar resistencia a la insulina, tanto para los diabéticos y no diabéticos"* **DR OZ.** Múltiples empaquetadoras de carne usan azúcar refinada para mejorar el sabor y el color, hay una forma de manufacturación especial de azúcar farmacéutica que es añadida en vitaminas, medicinas, remedios de gripe y suplementos nutricionales.

El azúcar está en los hamburguesa, nueces tostadas, salmón y tuna enlatadas, vegetales congelados, la vainilla, leche, frijoles enlatados, aderezos, macarrones con queso, algunas sales que dicen ¨yodada contiene azúcar en toda comida de restaurantes y es tarea difícil evitarla.

Pero tratemos de evitarla porque es alimento para cáncer, es abono para la obesidad, diabetes y problemas del corazón según la organización mundial de salud, y esto se sabe desde el 1920 cuando Otto Warburg, un bioquímico alemán descubrió que las células cancerígenas se alimentan de azúcar fermentada a diferencia de las células saludables que usaban oxígeno para reproducirse. *¨Cuando comes azúcar estas criando cáncer¨* **Dee McCaffrey La dieta delgada.**

Eliminar la azúcar procesada de la vida de uno, no solo es lo más inteligente, si no que premia con vitalidad, energía y juventud. Quizás sea imposible evitar el azúcar completamente, pero si nos preocupamos de leer las etiquetas, o reducimos las salidas a restaurantes, estaremos en el camino a la salud que conviene.

Los diferentes nombres, que usan la industria de comida para esconder la azúcar son.

Fructosa, maltodextrin, muscovado, galactosa, cristal de florida, malta diastática, melaza de blackstrap, jarabe de malta, dextrosa, malta barley, azúcar invertida, turbinado, azúcar cristalizada, fécula de maíz, sirope sólido, maíz modificado, sirope de arroz, agave, y sacarosa.

...CAPITULO SIETE

PASTEURIZACIÓN ¿SALUDABLE O NO?

La pasteurización es un proceso de calentamiento a cierto producto con el fin de sanatizar y evitar contaminación y bacteria malas. En 1812 hubo un bloqueo contra Jamaica. No se conseguía ron en los Estados Unidos y claro que querían ron. Así que estas industrias lácteas cervecería/destilería nacieron por todo el este de USA, Boston, Nueva York, Filadelfia y Chicago empezaron a ser populares por sus factorías de alcohol. Se empezó a alimentar las vacas con granos de destilería. (Estos granos son "basura industrial" resultado de la mezcla de cebada, malta y agua que resultaba de la fabricación del ron, wiski etc.) Las vacas que habían sido llevados a la ciudad con los habitantes de la ciudad (quienes empezaban a emigrar desde el campo por primera vez). Todo mundo empezó a alimentar sus animales con este "subproducto inesperado" Era un alimento barato y las vacas daban leche, mucha leche, pero el problema era que las vacas nunca habían comido comida para cerdos de destilería [en su mayoría granos] antes, y este cambio alteró su composición intestinal.

Hay que recordar que en ese tiempo no había ni inodoros ni y agua caliente, sin cloro ni guantes Las vacas fueron ordeñadas a mano y no había medidas de higiene y sanitación como lo hay hoy día.
 Es más, ni se sabía que simplemente lavar las manos con agua y jabón era suficiente para evitar contaminación. Entonces resultó en enfermedades como la tuberculosis y la Tifoidea se propagaron incontrolablemente. Ahí se empezó a usar la pasteurización gracias a Pasteur un científico que descubrió que "cocinando" la cereza se evitaba que se eche a perder.

En una mañana fría los ordenadores metían sus pies en la leche para calentarse mientras se ordeñaba a la vaca. ¡Condiciones insalubres! Se calcula que más del 50 por ciento de las personas que bebían leche en ese tiempo murió. De hecho, fue llamado "el problema de la leche 'en el momento. Pero la leche cruda tenía su público y estos eran los que enfermaban. De ahí en adelante la mala fama de la leche cruda empezó. Y más tarde ya están pasteurizando casi todo producto líquido

"En 1893 un tipo con el nombre de **Coit** desarrolló la leche de la ubre. La leche certificada; y determinaron que los médicos deberían prescribir la leche cruda que provenga de las fincas de vacas limpias; alimentadas con pasto fresco expuestos al sol con estándares de higiene específicos para garantizar el bajo riesgo de bacterias malas... así que había dos categorías de leche cruda en los Estados Unidos" **DR Berg**

Hoy día hasta pus se cuela en la leche pasteurizada y por cantidades inmensas... Esa es la razón principal del uso de la pasteurización. Lo que nunca se dice es que también mata vitaminas, minerales y probióticos, y desnaturaliza la proteína, arruina las grasas, mata las enzimas lo que hace que el producto sea indigerible causando inflamación y enfermedades degenerativas como diabetes, artritis, presión arterial, problemas cardiovasculares entre otros.

Hay cuatro formas que la industria de comida usa para aplicar este proceso: **Pasteurización Alta**, calentando la leche a 161 grados hasta por 45 minutos. **Ultra pasteurización,** 280 grados ósea más alto que el punto de ebullición. Esas maneras de pasteurización hay que evitarlas porque estos son los productos que causan inflamación de los intestinos y resulta en "Homogenizada" lo que significa que no le queda nada de grasa saludable ni nada nutritivo a la leche, jugo, yogurt o queso.

Pasteurización; cuando calientan a 145 grados así las grasas y las proteínas no se descomponen. **Pasteurización a temperatura lenta** calentamiento de 95 a 130 grados ósea que la proteína y las grasas están activos y enteros así que todavía lo podemos digerir, pero los probióticos ya no están, por lo que se añaden probióticos después. En la comunidad holística se apoya mucho el movimiento de "crudo" ósea sin pasteurizar.

Hay toda una arquitectura en contra de la leche cruda que ha causado que el público en general tenga miedo de comprarla. Aquí en california donde vivo casi no se encuentra leche cruda hay muy pocos productores de esta, ya que se necesitan diferentes tipos de seguros para ese negocio y las tiendas "saludables" que la vendían ya no la tienen en la mayoría de los condados por miedo a demandas. En la página de la FDA la lista de comidas alergénicas la leche pasteurizada es lo primero.

La leche cruda es todo lo contrario cura alergias ya que apoya el sistema inmunológico. La pasteurización es un crimen a los productos, lejos de beneficiarnos nos mata y nosotros pagamos con nuestro dinero el camino a nuestra tumba literalmente.

La pasteurización garantiza que los patógenos, mohos, hongos, no se formen además este proceso es necesario que bacteria como salmonella no sobreviva. El producto pasteurizado es casi eterno. En el caso de los jugos lo almacenan en tanques gigantes después de "cocinarlos" por hasta un año, luego para llevarlo hasta el consumidor, las compañías deben añadir sabor artificial porque tanto tiempo en un tanque pues afecta el sabor y debe de tener buen sabor a "fresco" para vender. En las etiquetas solo se lee "hecho con naranjas frescas, sin azúcar ni agua añadida. Las etiquetas son engañosas y el consumidor se hace que no lo sabe, o quiere creer que hay compañías honestas. Pero mi gente por favor aprendamos sobre los químicos en nuestros productos. Yo prefiero hacer mis jugos comprar la leche cruda o pasteurizada a baja temperatura, aunque sea más cara.

Porque si, si es cierto que estos productos son más caros, pero ¿cómo es que estos productos son más caros si evitan costos de "producción"? Pues porque pasto fresco y libre de pesticidas, en un suelo orgánico donde las vacas viven más felices, cuesta mucho más que el maíz y soya modificada genéticamente con la que alimentan los animales convencionales. Las certificaciones orgánicas son carísimas y difíciles de mantener. El éxito de los alimentos baratos y de mala calidad, se debe a que hay personas que lo compran sin saber de dónde viene, ni como se logran dichos productos. Nada tiene que ver con la pobreza. Apuesto que por más pobre que sea una familia, si se informa en lo que está consumiendo, le va a nacer un amor por protegerse en contra de "El gigante" quien no tiene interés en el consumidor solo en su dinero. Es hora de que el consumidor se encargue de sí mismo, que tomemos nuestra salud en serio. Apoyemos la industria orgánica y de pasto verde (pastoreo). Hemos sido aliados del enemigo sin saberlo, hoy día la información está accesible. Tenemos poder de decisión como nunca antes en la historia.

"Leche cruda es como tomar un SUPER PROBIÓTICO" **Dr. Richard Gerhauser.** Es un gran defensor de la leche cruda.

"Tomó 120 años, pero los beneficios de la leche cruda finalmente están comenzando a ser comprendido y reconocido de nuevo. Por desgracia, muchos están ahora bajo la percepción errónea de que toda la leche cruda es algo impuro y peligroso, ignorando por completo las circunstancias del debate que llevó a la creación de la pasteurización, en primer lugar, y el hecho de que no toda la leche cruda es la misma" **By Dr. Mercola.** Otro gran exponente de la verdad sobre la comida real.

La verdad es que, los estudios sobre este tema son muchos, y los expertos que promueven el movimiento de "no pasteurizado" son demasiados para mencionarlo acá, pero cabe nombrar dos grandes estudios se realizaron en Europa demuestran que la leche cruda tiene muchos beneficios para la salud. El estudio clínico "PARSIFAL" realizado en 2006, en más de 15.000 niños, y el estudio GABRIELA, que se acaba de completar este año, realizado en Basilea, Suiza. Publicado a nivel internacional, maravillosa investigación que demuestra que la proteína del suero de la leche cruda estabiliza los mastocitos y en realidad hace que pacientes de asma mejoran, y en algunos casos, se sanan para siempre cuando consumen leche, yogurt kéfir o jugo crudo, sin pasteurizar.

Más información en la página http://www.realmilk.com/ ahí se puede encontrar productores de leche cruda cerca de tu ciudad.

...CAPÍTULO OCHO

JUGOS Y BATIDOS, MITOS Y VERDADES

Verdad; Todos sabemos que las frutas y vegetales son saludables, porque son ricos en minerales, y vitaminas. Y sabemos que, todos los colores en vegetales y frutas se debe a la concentración de nutrientes, de los cuales son poseedores. Ejemplo la zanahoria, es del color de la sustancia por la cual es famosa; el beta-caroteno. La espinaca tiene el color de verde profundo representando el gran contenido de hierro, calcio, magnesio y ácido fólico, que son de todas las gamas del color verde. Pero lo que casi no se sabe es cuando tomas tus jugos verdes necesitas grasas saludables (ver pag 59), para poder absorber las maravillosas vitaminas, y los tantos minerales presentes en los milagrosos vegetales. Puedes tomar todos los jugos, y batidos más saludables de la naturaleza, pero si evitas la grasa y el colesterol entonces no se sintetizan vitaminas como la **vitamina A** que se deriva de la beta-caroteno, la zanahoria, y el diente de león entre otros vegetales y verduras, entonces no se completa el proceso que transforma esta sustancia en vitamina A por ejemplo. Y ¿qué grasa? Pues bien, desde nueces, aguacate, aceite de coco, de Cáñamo, aceite de coco y mantequilla cruda derretida añadir una cucharada en el jugo o batido o bien se puede comer huevo o queso justo antes de un batido.

Mito

Los jugos verdes son una cura para todo y es la única manera de mantenerse alcalino, joven y radiante.

Verdad; La verdad es que mucha gente comete errores al hacer jugos y batidos. Muchos vegetales no se deben mezclar entre sí y otros nunca deben de consumirse crudos. "La col crespa, y la espinaca, repollo, brócoli y todos los crucíferos se deben sustituir o hervir antes. Porque estos y otros vegetales contienen una sustancia natural conocida como oxalato, que aparte de causar piedras en los riñones, suprime la tiroides y también inhibe con la asimilación del calcio y el hierro, evitando así que lleguen al torrente sanguíneo y cumplan con las funciones orgánicas". Aparte los vegetales y hojas de verde profundo contienen fitates o ácido fitico que roba tus minerales. La manera que se debe de consumir estas verduras es cocinada (hervidas por un minuto) y coladas.

Si la puedes congelar después de cocinadas es mejor todavía. Añade espirulina 1 a 3 cucharaditas en 16 oz no más de ahí porque el sabor es muy fuerte debido a la alta concentración de minerales en una forma súper asimilable para el organismo.

Mito

Añadir jugo de botella a los batidos de verduras y vegetales es saludable.

Verdad; Se puede poner jugo a los batidos y "smoothies" pero SOLO si lo acabas de hacer no más de 2 horas previa. Los jugos de botellas son solo azúcar procesadas y todos los químicos que le echan para mejorar el sabor a rancio resultante del almacenamiento en tanques de aluminio por meses. Son líquidos carentes de vitaminas, no tienen nada de contenido nutricional.

Mito.

Es bueno ponerle proteína en polvo a los batidos de vegetales y frutas.

Verdad: La proteína en polvo pasa por proceso así que es comida procesada y si ya estás en este camino saludable, se supone que ya no consumes alimentos procesados. A menos que sea un polvo hecho de manera tradicional, entonces no te aporta nada bueno. Si quieres suero de leche entonces no lo uses en polvo, hazlo en tu misma casa solo colando el yogurt. Si eso es suero de leche "whey" en inglés.

Mito.

La semilla de lino es milagrosa y contienen muchísimos nutrientes tales como omegas 3 6 y 9

Verdad; La semilla de linaza es rica en propiedades benéficas al cuerpo y es buena idea añadirlo a nuestros jugos y batidos, pero no diariamente ya que es un alimento estrogenito. Ósea un alimento que imita el estrógeno la hormona femenina. "Lo ideal es usarla en la primera quincena de nuestro ciclo menstrual en el caso de las mujeres porque interfiere en la sexualidad y la reproducción. Y en el caso de personas con historia familiar de cáncer de seno o de útero".

También tiene ácido fitico que es una sustancia orgánica presente en muchos vegetales, cereales, y casi todas las semillas y nueces. Este" ácido" es un anti-nutriente que te roba los minerales y evita que las propiedades en la linaza sean aprovechadas por nuestro cuerpo.

Mito.

Batidos de huevo crudo es saludable si es orgánico o al pastoreo.

Verdad; "La clara de huevo es indigerible cuando esta crudo. Solo añade la yema a tu batido. El colesterol en la yema ayuda a asimilar las grasas de las semillas y nueces". Una buena combinación es nueces, chía (una semilla cuyas propiedades son muy absorbibles, contiene más fibras que la semilla de lino y no tiene anti-nutrientes) yema de huevo con canela y miel de abeja o de arce. El colesterol ayuda a que los omegas sean asimilados. La verdad es que la grasa animal, y la vegetal se ayudan entre sí. Trabajan juntas.

Mito

El jugo de coco es saludable, aunque sea enlatado.

Verdad; " El coco es muy saludable, desde el agua, la pulpa el aceite la mantequilla. Pero nada enlatado puede ser bueno. Todo producto empaquetado contiene "antioxidantes" que son tóxicos para el sistema. Estos conservantes son para que no se rancie el producto. "Pero si por el contrario tienes un coco natural a tu alcance ponlo en tu batido con todo y pulpa. Esto añade enzimas crudas y muy asimilables que tu cuerpo agradecerá y tu salud aumentará.

Mucha de esta información está en inglés en

http://gnowfglins.com/2016/04/27/how-to-make-a-healthy-smoothie-dos-donts/

NOTA.

Toda nuez, y semillas (excepto la chía) necesitan remojos de mínimo 7 horas para que suelten el ácido fitico y el oxalato. Así como el gluten y azúcares y otros anti-nutrientes que solo están ahí para evitar que las magníficas propiedades de estos alimentos lleguen a su destino; ser absorbibles por nuestro sistema.

Los jugos son solo meriendas nutren, pero no son alimentos completos.

...CAPÍTULO NUEVE

¿El AGUA QUE TAN IMPORTANTE ES?

Todos sabemos que el cuerpo, es mayormente agua y básicamente somos "un acuario andante". Cada órgano tiene agua, y necesita agua, para funcionar. El cerebro es 85% agua. El líquido intracelular es 60% agua, fuera de la célula 40% agua. Los riñones no funcionan bien, si no hay suficiente agua. En el caso de los riñones, no pueden digerir la grasa si no tiene suficiente agua y esto resulta en sobrepeso. Cuando no le ponemos suficiente agua al cuerpo, este que es tan inteligente, se roba el agua de nuestro almacén; **El colon**. Si, El colon es donde almacenamos el agua que le sobra al cuerpo, por eso es que la diarrea es peligrosa, porque nos deshidrata. Y así como en un acuario; si no cambias con agua nueva ya sabes, que se ensucia y empiezan a morirse enseguida los peces. El cuerpo humano es igual, las células y tus órganos empiezan a fallar, por el residuo del mecanismo normal de nuestro cuerpo. *"El agua está en todo ; desde el papel de un libro, hasta en el aire lo cual ayuda que respiremos bien y evita que se nos reseque la garganta"* **The wáter puzzle".** La función y desarrollo de una persona, depende de la hidratación que recibió cuando era un feto, imagínense eso.

¨Reducir el agua en el cuerpo tan poco como 5% puede resultar en un 20 a 30% menos de su rendimiento físico. Una reducción del 10% puede hacer que se enferme, 20% puede significar su salud completa. Una reducción del 2% de agua en el cerebro puede significar un problema para pensar y concentración, la deshidratación afecta la memoria, los transmisores disminuyen la velocidad psicomotora de procesamiento. La falta de agua afecta la capacidad cognitiva y afecta a las habilidades motoras¨ -**Dr Corinne Allen experta en neurología creadora de programas para re educar cerebro de personas con discapacidad cerebral.**

El DR F. Batmanghelidj dice en su libro " *Your body's many críes for wáter" No estas enfermo, estas sediento, no trate la sed con medicamento"* Él dice que desde asma, problemas de peso hasta diabetes pueden ser tratados con agua.

En su libro el **DR F Batmanghelididj** también dice que con tomar suficiente agua cada uno de nosotros nos convertimos en practicante de medicina **preventiva**. El agua es algo con tanto misterio, que los científicos están seguros que todavía, no se sabe todo acerca del agua. Una cosa es clara, y todos los científicos químicos y biólogos, nutricionistas y doctores están de acuerdo; es que el agua, es un nutriente súper vital para la salud y la vida.
Desde el principio de los tiempos se sabía que el agua es vital para la salud. Y más aún, que el agua era "la fuente de la vida".

Thales filósofo de la antigua Grecia, (625 AC) mente súper profunda con aportes en varias ciencias, declaró que *"el agua es la estructura fundamental del universo "* y *"Que el agua tiene vida propia"* Hoy día la ciencia moderna le ha dado la razón a M r. Thales. La sangre humana es 90% agua, sin agua no se puede sobrevivir. El planeta es mayormente agua.

Hoy día las botellas de plástico es una cultura. Ósea que ya es parte de lo "normal". Pero el plástico es sumamente toxico. La gente cree que si toma agua de esas que se anuncian siempre y si las celebridades las anuncian, entonces debe ser bueno y, siguen comprando agua embotellada. Bueno veamos lo que contienen estas botellas aparte del agua traen otras cosas que no convienen para tu salud. Las botellas de plástico contienen BPA (bisfenol A), una sustancia extremadamente tóxica.

-**BPA** Es un disruptor endocrino que causa un desequilibrio hormonal y ha sido directamente relacionado con el cáncer de mama, cáncer de vejiga, cáncer de próstata, diabetes, enfermedades del corazón, y toxicidad en el hígado.

-Además De **BPA,** botellas de plástico también contienen **f-talatos**, una sustancia que añaden para aumentar la flexibilidad en el plástico. Estos compuestos tóxicos, que se han vinculado a una serie de males para la salud, se mezclan en el agua contenida en la botella.

-**Un estudio** en London encontró que el 93% de los estadounidenses tienen **BPA** en la corriente sanguínea y el 100% de los estadounidenses tienen f-talatos en su torrente sanguíneo. Uff imagínense eso. Yo no quiero ser parte de esa estadística.

- **El Dr John Hopkins** encontró que cuando se calienta el plástico se filtra de 15 a 55 veces la cantidad de **BPA** y **ftalatos**. Se ha comprobado que todas las marcas, **TODAS** así sean hechas en tu ciudad, son almacenadas en contenedores por meses y ahí se calientan y requeté-calientan que es lo que contribuye a que se mezcle los venenos en al agua de las botellas de plástico.
 El agua Fiji que viene de tan lejos. La traen en barco con contenedores de hierro y dura meses para llegar a su destino a ser almacenadas en otros contenedores. Cuando llega a manos de consumidores ya han pasado más de 8 meses de su empaque. Eso

hace que ya sea un agua muerta sin nada de lo que la hace agua y claro que es agua alcalina pero llena de BPA. La gente que cree que está tomando agua fresca solo porque la etiqueta lo promete… Esa gente es muy ingenua. Otra nota importante es que en Fiji, la mitad de la población no tiene acceso a agua potable.

El agua Dasaní se le comprobó que solo tiene el 10% de agua filtrada el resto es agua del grifo… Y tan cara que es… En Europa está prohibida su venta empezando por el Reino Unido, que fue donde empezaron los estudios sobre las marcas de agua embotellada.

Aquafina acepto que es del servicio público de agua. Ósea la gente comprando a un precio tan alto un agua que puede agarrar de su propio grifo.

No solo para tomar, debemos seleccionar agua filtrada, sino que para cocinar, y lavar nuestros alimentos. Es un dineral lo que hay que invertir en agua el colmo sería que además de agua carísima tampoco sea realmente buena. Los alimentos absorben el agua muy rápidamente así que, si el agua no es filtrada y contiene contaminantes, pues entonces estamos ensuciando nuestros alimentos en vez de limpiarlos. Para cocinar el agua es igual de importante porque hay muchos contaminantes que se potencializan cuando son sobrecalentados. Recordemos que nuestro cuerpo es de agua, que somos seres "acuáticos" para cada una de las funciones del cuerpo utilizamos agua así que cuando uno come esa agua en la comida, con la que cocinamos la comida también termina en nuestros tejidos y células.

Cuánta agua hay que tomar al día?

Pues todos los expertos están de acuerdo en que, para una hidratación óptima, debe de ser la mitad de tu peso en onzas. Ejemplo; una persona de 140 libras de peso debe tomar 70 oz de agua. Esto es fácil de medir si se sabe que en un galón hay 128 oz. Hay doctores que recomiendan 1 oz por libra de peso si es para resultados terapéuticos.

Pero qué agua usar?

Olvidar el agua embotellada, reemplazar el agua del grifo con agua filtrada, y agua de ósmosis inversa, y el agua ionizada. Mi familia y yo, optamos por el agua **ionizada**, ya que el agua inversa por osmosis carece de minerales y se cree que todo líquido que no te aporta minerales, pues de roba los tuyos. Me decidí que la mejor opción es el agua con alta presencia de hidrógeno y llena de minerales esenciales (sodio, potasio, calcio y magnesio ósea alcalina) Pero claro después de tremenda investigación de cuál era la máquina de Ionización más confiable en el mercado me enteré que además del factor anti-acido, (alto PH) podía también obtener antioxidantes, (molécula de vida que combate los radicales libres) además de una hidratación súper profunda.

¿Qué es la ionización? Es un proceso mediante el cual el agua elimina los electrodos (energía eléctrica positiva que oxida) los desasocia y los convierte en Iones negativos (antioxidantes, energía eléctrica negativa que hace un efecto muy positivo, en el sistema) Este es un fenómeno natural, bastante conocido en la antigüedad, ya que todos los arroyos de agua eran Ionizados, puros totalmente alcalinos. Hoy día, debido a la contaminación ambiental, solo quedan 5 o 6 arroyos así. Se sabe que el mar es Ionizado, por ejemplo. El hombre siempre busca imitar a la naturaleza así que hace muchos años ya los científicos lograron construir un aparato que logra transformar la composición química del agua de tu grifo mediante electricidad. Esta máquina se llama Ionizador. Hay muchas marcas hoy día, pero una compañía japonesa que goza de la primicia en Ionizadores, se ha mantenido líder a nivel mundial debido a la calidad y la tecnología que ofrece.

El ionizador que produce **Enagic** es la mejor que hay en el mercado ya tiene más de 40 años de creada, y solo los mejores doctores la recomiendan.
El DR Hiromi Shinya quien fue uno de los creadores de la colonoscopia fue doctor de la **realeza japonesa** y celebridades a nivel mundial hasta que se retiró hace unos años, siempre recomienda esta agua y aclara en su libro *"La enzima rejuvenecedora"* que "nada mejor que agua kangen para antes de dormir para garantizar un mini détox y energía óptima".
El Dr Shinya recomienda a todos sus pacientes tomar agua kangen, y este Doctor el de renombre mundial con más índice de pacientes curados de cáncer con solo cambiar su dieta y tomar 3 litros mínimo de agua kangen una hora antes de cada comida.

Originalmente las máquinas médicas de Ionización de **Enagic** solo eran para los hospitales, desde los 70s, pero la popularidad de sus beneficios fue tanta que, esta compañía se vio casi forzada a diseñar modelos pequeños para los hogares en los 90s.
Hoy día agua kangen, es tan conocida en Japón, que más del 20% de los ionizadores en los hogares en todo Japón, son máquina de agua

kangen. 1 de cada 5 hogares en Japón tiene una máquina ìonizadora. Esa gente es inteligente.

Los japoneses entienden el beneficio del agua "negativa" como la llaman ellos. Negativa porque los antioxidantes se miden con un medidor de ORP que significa en español potencial de oxidación (OXIDATION REDUCTION POTENTIAL) que muestra un valor negativo si es antioxidante, positivo si es oxidativo. Ejemplo, la vitamina C pura, puede llegar a medir -150 esto hace de dicha vitamina un antioxidante, El té verde mide -80, la mostaza mide -225 y el agua kangen mide de -300 a -900 depende donde vivas. El agua del grifo muestra de 50 a 200, es decir súper oxidante, el aire de la ciudad también está lleno de electrodos positivos por lo que, hasta respirar oxida a uno entonces hace mucho sentido tomar antioxidantes en todo momento.

La diferencia entre, una máquina de **Enagic** y las otras tantas marcas que existen, es que la tecnología que tienen es exclusiva, y que no han vendido a nadie, y el agua resulta no solo en **alcalina (alto potencial de hidrógeno PH)** sino también en **antioxidante** y **micromoléculas** lo que garantiza una absorción profunda de la misma. En agua del grifo está molecularmente desorganizada, y esto impide que penetre el organismo y sacie la sed. Hay muchas marcas coreanas, chinas inclusive estadounidenses pero la única marca aprobada como aparato médico es la máquina que manufactura la compañía Enagic. Y es recomendada por casi 6000 doctores de renombre.

Toda esta información, fue muy vital a la hora de decidirme por esta máquina, y no otra quizás más barata. Además, cuando uno piensa que necesita tomar agua para siempre, y lo caro que es el agua de tomar, pues hace sentido invertir en una máquina que más que un filtro es un potenciador de las propiedades del agua y asegura que de verdad el agua penetre a donde tiene que penetrar.

En su libro *"The wáter puzzle"* el **Dr Mu Shik jhon** explica extensamente sobre la importancia de la organización de la molécula del agua y su efecto en los organismos. En este mismo libro dice que "Según las naciones unidas diariamente 2500 personas mueren de enfermedades relacionadas con el agua". El mismo estudio dice que si hubiera agua potable disponible para todos, la mortalidad infantil se redujera a 90%" WAO que dura realidad. "Las grandes civilizaciones se daban cerca de los grandes ríos; Egipto en el río Nilo por citar una.
El Autor vivía fascinado con el líquido vital al cual llamamos agua y dedicó más de 40 años exclusivamente a estudiar la misma.

En su libro **"The wáter puzzle"** él expone que nuestra atmósfera contiene más de 1.4 billón k3 de agua que esta cantidad nunca se reduce y se recicla constantemente, también que la capacidad del agua para aguantar calor es única (el agua es la sustancia que aguanta más calor o caliente que ninguna otra en la creación).
En este libro se demuestra que al hervir el agua sus moléculas disminuyen.
La gente común sabe que el agua cuando hierve se evapora, pero no sabe que este proceso se llama micro-clusterización (reducción de las moléculas) Lo que permite que la molécula del agua se achique llegando a ser más diminutas que las células y por lo tanto la hidratación es más efectiva.
La máquina médica de agua Kangen de **Enagic** achica la molécula del agua sin tenerla que calentar, la carga de energía "negativa"

(Ionización o intercambio de Iones) y alcaliniza (aumentando el potencial de hidrógeno) realizando un balance de minerales presente en el agua del grifo, aparte de filtrarla. Todo esto lo hace a través de un motor de titanio (único metal permitido para sustituir tejido y/o huesos dentro del cuerpo puesto que no es venenoso y purifica la sangre) Todo esto en la comodidad de tu cocina. Este aparato médico, vale cada centavo que pagas por ella. Ya tengo más de 3 años que compre nunca se ha dañado, no se calienta, no se expira, no se avería, ni se cansa. Bueno son solo 3 años sé que tiene que durar más de 25 puesto que es el tiempo que tiene haciendo el ionizador para los hogares, y nunca nadie se ha quejado ni ha devuelto uno de estos.

¨Agua ionizada ofrece el mismo equivalente de alimentos en energía¨ **DR Corinne Allen.**

"El ionizador de Enagic es el Rolls Royce de los Ionizadores" según el libro **The wáter puzzle**". Quien soy yo para discutirle a los bioquímicos más respetados.

...CAPITULO DIEZ

SUPLEMENTOS VITAMINAS, MINERALES, NUTRACEUTICOS Y ENZIMAS)

Las vitaminas; son esenciales, es decir, que el cuerpo no las contiene en sí, sino que hay que proveerlas. Como ya hemos visto a lo largo de este libro, los alimentos hoy día son deficientes en nutrientes. Parece que la tierra está negada, ya no aporta todo lo necesario a los alimentos, y estos salen, falta de vitaminas y minerales. Por eso es que es necesario consumir suplementos de vez en vez. Lo ideal es hacerse un conteo de *micronutrientes* (así se llama ese análisis) que determina cuáles vitaminas y minerales faltan en tu cuerpo. Ya sabiendo este número a ciencia cierta entonces se procede. ¿Pero por dónde empezar si hay más de 30 mil productos en el mercado?

LOS SUPLEMENTOS QUEMA GRASA son, por ejemplo, un gran engaño. El cuerpo humano es una máquina correctamente sintonizada, por su creador Dios, y tiene la capacidad de almacenar calorías adicionales, en forma de tejido adiposo (grasa), para los tiempos cuando la comida falta, ya sea ayunos y demás. El metabolismo y quema la de grasa, son controlados dentro de parámetros bastante bien programados. Así que no es de extrañar que existen pocas opciones "legítimas", para quemar cualquier cantidad importante de grasa corporal. O comes menos, o adopta más actividad física de lo regular, y así liberas la grasa no deseada. Hay muy pocos "quema grasa" más o menos eficaces (como la cafeína) que ayuda a la pérdida de peso, pero es mucho más lento que si comes menos cantidad o caminas más diariamente. Los suplementos que prometen quemar grasa también tienen bastante probabilidad de causar efectos secundarios tales como la falta de sueño (Y esto sí que es un mayor estrés para nuestro organismo y hace comer de más) y también los suplementos quema grasas, afectan el sistema cardiovascular en general.

¿CALCIO?

No se debe confundir suplementos que no funcionan por los nutrientes que no necesitas. El calcio es un mineral importante para la salud no solo de los huesos, sino de la sangre, del cerebro y casi cada función del cuerpo ocupa calcio, pero en cantidades micro-mínimas, pero tomar suplementos de calcio, por lo general es una pérdida de dinero.

El calcio se encuentra naturalmente, en los productos lácteos en una manera súper absorbible para nuestro cuerpo ya que en los lácteos tenemos los catalizadores (las vitaminas graso- solubles A.D.E &K que ayudan a absorber los minerales, como lo demostró por primera vez el Dr. Price-cap3-) Si eres de las personas que prefieren vivir sin lácteos entonces, te arriesgas a sufrir deficiencia en minerales.

También peces de huesos blandos te aportan mucho calcio como la sardina. Lo mejor de los peces es que también te dan los otros minerales esenciales como; magnesio y sodio que acompañan en función al calcio. Todos estos minerales trabajan juntos, en todas las funciones del organismo humano. Entonces mi consejo para todos es el consejo que me dio mi doctor holístico **DR Lee.** "*No tomar suplemento de calcio*". Si decides tomarlo debes asegurarte de que sea en su forma activa que es ¨calcio carbonato¨

La suplementación de calcio por sí sola, no mejora sustancialmente la salud de tus huesos. Tienes que tomarlo con otros nutrientes como la vitamina D, vitamina K1 y K2, y el magnesio, para de verdad ver una mejoría en la salud de tus huesos. La combinación de todos estos nutrientes forma una bomba de salud, que es cuando los suplementos trabajan juntos hacia un objetivo común: El balance de tu cuerpo.

La deficiencia de calcio es rara, y se puede remediar fácilmente modificando ligeramente su dieta. Los suplementos de calcio es botar dinero y arriesgarse a intoxicarse o pasarse del porcentaje necesario del mismo.

¿MAGNESIO?

Este mineral es demasiado necesario para la mayoría de las funciones del cuerpo, y está presente en todos los vegetales cocinados, además de las nueces, almendras, maní, aguacate, semillas de calabaza arroz integral salmón y leche. Si uno necesita suplemento de este micronutriente entonces hay que preocuparse de comprarlo en su manera activa ¨magnesio glicinato¨ o malato, pero si necesitas un laxante moderado entonces toma citrato de magnesio.

¿HIERRO?

Totalmente el mineral más abundante en nuestro cuerpo, y es muy necesario para todas las funciones normales de nuestro organismo. Se encuentra en las legumbres, carne roja y algunos vegetales de color verde oscuro. Su forma activa es hierro HEMO y debe acompañar de vitamina C para mejor absorción.

¿POTACIO?

El potasio debe ser monitoreado, porque su exceso en la sangre puede llegar a ser contraproducente. Hay una gran variedad de formas de potasio disponible en el mercado. cloruro de potasio, citrato de potasio o gluconato de potasio, la forma más absorbible por el cuerpo en general es; cloruro de potasio, aunque en la farmacia te recomienden otra forma. Este mineral está en muchos alimentos siendo la banana, la más aportadora de este mineral.

¿SELENIO?

El selenio, es otro mineral esencial para nosotros y existe en dos formas: inorgánica (selenato y selenita) y orgánica (selenometionina y selenocisteína). Ayuda al sistema inmunológico, afina los receptores de antioxidantes en el cuerpo y ayuda al metabolismo. Este mineral existe hasta en el agua en cantidad muy pequeña, en frijoles, camote o batata, cebolla, ajo nueces, pollo, carne de res, y granos integrales.

¿ZNIC?

Su forma activa es orotaje de zinc, y es un metal considerado mineral esencial El zinc ayuda con la gripe, las alergias, dolores, ayuda a producción de hormonas, también es antinflamatorio igual que todos los minerales esenciales y ayuda a combatir radicales libres y al corazón. El zinc se encuentra en toda clase de carnes, peces, y leche cruda, sin pasteurizar criada orgánicamente o al pastoreo. También el zinc en las legumbres y granos, pero no es absorbible porque el ácido fitico lo evita como lo explico en repetidas veces en capítulos anteriores.

¿FOSFORO?

La mayoría de las reservas de fósforo de su cuerpo, o alrededor del 85 por ciento, se encuentran en sus huesos y dientes, que ayudan a mantenernos fuertes. Sin embargo, este mineral, que se encuentra en los granos, la leche y otros alimentos ricos en proteínas, también desempeña, otros papeles importantes en el cuerpo, cientos de funciones celulares y hormonales diariamente y por esto es que es considerado un mineral esencial. Puedes encontrar fosforo en las nueces, salmón, queso, cerdo, y proteínas completas en general.

¿MULTIVITAMINAS?

Este tema es muy controversial. Es lo que más se vende a nivel de suplementos. Mientras algunos profesionales dicen que sí que este producto es bueno, muchos otros no la recomiendan. A mí me hace sentido que si los estudios demuestran que la mayoría estamos a falta de nutrientes pues tomemos suplementos vitamínicos para balancear nutrientes en el organismo. La deficiencia de nutrientes causa enfermedades como yà hemos visto a lo largo de este libro.

La mayoría de los multivitamínicos son sintéticos y además no todos necesitamos la misma cantidad de nutrientes.

Los multi-vitaminas contienen ciertos porcentajes de cada una de las vitaminas que existen, y lo mismo de minerales. Si te gusta esa idea de tomar todos los minerales y vitaminas de un solo paso, pues busca una compañía que haga sus productos fermentando comidas y alimentos integrales, porque si te llevas de lo que la mayoría de gente compra pues vas a tomar la numero uno en ventas "Centrum" que está lleno de tiza… Así mismo tiza con al que se escribe en la pizarra de la escuela. La mayoría de las vitaminas son hechas de derivados de petróleo. Debemos informarnos bien antes de comprar un multivitamínico, hay que buscar en los ingredientes que diga "frutas", "enzimas", "espinacas" "antioxidantes naturales". Debe tener vitamina D3 que es la más asimilable. La vitamina D mata parásitos y desintoxica el organismo.

VITAMINA A

Es vitamina soluble en grasa, así que, como la vitamina D, necesita grasa y colesterol para sintetizar dentro del cuerpo humano, al tomar un jugo de zanahoria el betacaroteno no se convierte en vitamina A absorbible retinol, así que cada vez que uno consume vegetales con carotenoides necesitamos acompañarlos de mantequilla orgánica, aceite virgen de coco de aguacate, u oliva. Esta vitamina es abundante en alimento animal, siendo el hígado el más generoso brindándonos esta vitamina. Todo lo lácteos ofrecen vitaminas A, duraznos arándano y todo lo verde. Tomada en suplementos no se debe abuzar, porque, así como la vitamina A, es buena combatiente de cáncer, su exceso también puede causar enfermedades. Lo bueno de esto es ; que cuando obtenemos una vitamina desde una fuente de alimento, no se acumula en nuestro cuerpo, solo si se obtiene de un suplemento ocurre la intoxicación.

VITAMINA B

Lo mejor es obtener el suplemento incluye todas las vitaminas B ya que son muchas que son tan necesaria para el buen funcionamiento de tu cerebro, por ejemplo. Pero la verdad que para estar seguros de que vitaminas y minerales nos faltan y a que cantidad debemos ir y hacernos un "conteo de micronutrientes", así ahorramos dinero y malos ratos invirtiendo en lo que realmente necesitamos. Hay síntomas que pueden delatar deficiencias vitamínicas como por ejemplo huesos débiles puede ser falta de calcio como también falta de vitamina B12, la cual es importantísima para la síntesis del ADN, si falta afecta las células que forman los huesos causando osteoporosis.

Además, que esta vitamina es esencial para la sangre, la digestión y el cerebro. Su deficiencia ha demostrado estar vinculada anemia y el mal de Alzheimer. La vitamina B12, también es vital en las embarazadas, para la buena formación del feto y evitar la depresión post-parto, combate la ansiedad, contribuye a la energía, mantienen la salud de nuestros nervios, reduce el colesterol, protege contra el cáncer y la lista de beneficios sigue y sigue.

Hay demasiada información científica sobre la vitamina **B12** que, aunque solo necesitamos micro-miligramos, la mayoría de los latinos somos deficientes en ella. Lo mejor es hacerse ese análisis donde se sabrá si se necesita y que cantidad se debe tomar. Si uno come carne orgánica y peces atrapados en el mar estaremos bien de vitamina B12, en cambio sí evitamos productos animales estamos en riesgo de sufrir las consecuencias de su falta. No hay vitamina B12 en otros alimentos que no sean productos lácteos y animales.

"Esta vitamina requiere de calcio para ser asimilada y absorbida" **DR Tieraona Low Dog.**

Las vitaminas B son tantas que lo mejor es comprar un multivitamínico B, conocido como complejo B.

VITAMINA C.

Tiene muchísimos beneficios y varios trabajos que realizar en el cuerpo humano. Mantener el sistema inmunológico fuerte, esta es la razón por, la que todos queremos tomar **vitamina C**, al sentir síntomas de resfriado. Y es que esta vitamina aumenta las células T, los macrófagos y otras células inmunes que pelean para reducir infecciones y alergias.

Un estudio publicado por el *"British medical journal lancet"* reporto que *"**1500 mg de vitamina C** trabaja como antibiótico para la bronquitis"* también dice que *"**tomar vitamina C con zinc** hace más sentido para la bronquitis que tomar el antibiótico thromycin"*

Esta vitamina baja rápidamente cuando cualquier enfermedad se presenta en el cuerpo de uno, y cuando hay depresión y stress, no se almacena por más de un día es necesaria consumir vitamina C siempre ya que juega un papel principal en la activación de ácido fólico, asiste en la construcción de la hormona serotonina, y contribuye a la síntesis de carnitina, tiroxina, norepinefrina y dopamina, hormonas y factores críticos para mantener la energía y el buen estado de ánimo.

La vitamina C es un súper antioxidante, estudios han demostrado que mientras más tomes vitaminas C más baja el riesgo de algunas formas de cánceres. En el 2014 el estudio de meta análisis in *PLoS one europeo* demostró que 100 gr diarios de vitamina C reduce el cáncer de páncreas 26%. Y reduce el riesgo de morir de cáncer del seno en un 19%.

Otros estudios han demostrado que la vitamina C en dosis alta reduce el cáncer rectal, cervical, gastrointestinal, y de esófago. También es recetada para tratar el ácido úrico que tantas personas padecen.

También recordemos que esta vitamina es vital para la síntesis del colágeno lo cual estructura nuestros tejidos y piel por eso las personas con tendencia a piel reseca fácilmente, le recetan vitaminas C y a los que están en recuperación de operaciones y cirugías también.

 Esta vitamina, es importante para la reproducción en el hombre. Un hombre a falta de vitaminas C, se le reduce el conteo de espermas en varios estudios, se ha demostrado que los hombres fértiles, tienen muy alto contenido de vitamina C en su esperma al contrario del hombre estéril. La vitamina C es también importante en las embarazadas asegurando el termino satisfactorio del estado de la madre y el bebé.

 A verdad que los múltiples beneficios de esta milagrosa vitamina son tantos que no cabrían en este libro. Lo bueno es que esta vitamina es abundante en la naturaleza. Todos sabemos que los cítricos aportan inmensidad de vitamina C, pero no los jugos embotellados ya que estos han sido cocinados (pasteurizado) y lo único que tienen es azúcar procesada). Hay **vitamina C** en papayas (que no sean de Hawái porque son GMO), todos los vegetales de todos los colores tienen **vitamina C** y la sardina y órganos animal, por ejemplo, hígado, riñones, corazón, sesos, huesos etc. Evitar los suplementos ya que lo que se vende es ácido ascórbico, un derivado del maíz, el cual no contiene **vitamina C**... un fraude total ese producto.

Cuando falta esta vitamina los síntomas van desde fatiga, dificultad para cicatrizar, piel reseca, sangrado de encías, hinchazón hasta pérdida de cabello.

La vitamina C es necesaria para absorber el hierro que proviene de plantas.

NUTRACEUTICOS SUPLEMENTOS ACCESORIOS

Es un término de la combinación nutriente y componente-fármaco, es usado para tratar síntomas, ya que un nutracéutico se caracteriza por muy alto contenido antioxidante. Debemos tomarlo de vez en cuando porque nutre y previene males.

CQ10.

La coenzima Q10 (**CoQ10**) es una molécula compuesta por las células, para ayudar al cuerpo a producir energía. El corazón produce bastante de esta coenzima porque, es como un súper energizante necesario para el tipo de trabajo que realiza el mismo. Pero con la edad la producción de **CoQ10** va faltando.

Esta coenzima, es muy importante para las personas que han sufrido un paro cardiaco, puede reducir el riesgo de un segundo ataque. También puede ser útil para aquellos en tratamiento con estatina (medicamento para el colesterol) la estatina reduce los niveles de **CoQ10**.

COLAGENO.

Esta proteína, es increíblemente abundante en nuestro sistema. Es muy beneficiosa para nuestra piel, también con problemas con los huesos y también para mantener buen peso, buena digestión y a mantener un buen intestino. A la edad de 26 el cuerpo deja de producir el colágeno, al ritmo que está acostumbrado. Ya despúes de los 35 años, ya la situación del colágeno es crítica en todos, y más, en una persona que no se alimenta bien. Todos necesitamos este suplemento al llegar a los 40. En el caldo de huesos de animal criado al pastoreo, contiene el mejor colágeno posible *"es mi Botox"* dice **Salma Hayek**. Hoy día hay muchos suplementos en el mercado. Mis mentores holísticos, recomiendan que la compre de un "whole foods supplements" es decir suplementos de alimentos integrales. Estos suplementos son hechos por, condensación o compresión de la comida integral, evaporándole el agua muy pero a muy baja temperatura, lo cual es crucial, para no destruir las enzimas, y otras propiedades en el alimento. *"Las enzimas son requeridas para la digestión y absorción de las vitaminas y minerales, así queda el alimento disecado lo polvorizan y encapsulan"* según explica **"La ciencia delgada"** de Dee **MacCaffrey**.

Así que hay preocuparse que el suplemento que compremos sea proveniente de comida integral. En el caso del colágeno en polvo porque su procedencia sea de un súper alimento como el caldo de huesos en polvo que venden algunos doctores de renombre como el **Doctor Axe.**

OMEGAS 3 y 6

Nosotros hacemos la mayoría de las grasas que necesitamos en nuestro cuerpo. Pero los ácidos grasos linoleicos (omegas 6) y el alfa-linoleico (omegas 3) no son parte de la manufacturación dentro de nosotros. Así que debemos tenerlos en nuestra dieta obligatoriamente para asistir a nuestras células en su función antiinflamatoria, apoyar nuestro sistema inmunológico, nuestro sistema cardiovascular, el sistema neuro-central y el cerebro mejorar nuestra piel, regular el metabolismo, los ojos y los huesos. Todos estamos a falta de omega 3 o delomega 6, o algunos tenemos más de uno y deficientes del otro. La verdad es que este antioxidante ocurre naturalmente en el cuerpo, pero se consume muy rápido y es necesario tener omegas en nuestra dieta especialmente en los primeros años de vida, es buena idea suplementarnos de los omegas a toda edad. Lo peligroso de los suplementos es que carecen de calidad en su mayoría hoy día. El aceite de pescados se sabe que tiene abundante omega3 y también en el aceite de hígado de bacalao, pero hay tanto en el mercado que es confuso elegir uno bueno.

Una clave para saber si el producto es de buena calidad es que, si huele mucho, o te da ardor de estómago entonces deja de tomarlo. Los beneficios de los aceites de pescado, es debido que se usan diferentes partes de diferentes peses.

Estos suplementos hay que mantenerlos en frio, para saber que pez te hace bien, o contiene menos mercurio en tu área, mejor ve a www.EWG.org

este grupo es "verde" y tiene productos con muy bajo nivel de mercurio, debes de poner tu edad sexo, y peso y te dice que es el pez para ti, alto en omega3 y casi nada de mercurio. He aprendido en USA, hay fabricas muy responsables haciendo el trabajo de remover mercurio, y otros contaminantes de la comida de mar para suplementos. Para ver si un producto está aprobado con los estándares de omegas3 de alta calidad visita www.nutrasource.ca/ifos

También puede ver lo que dice www.goedomega3.com
_ sobre tu suplemento favorito si ya tienes uno de tu preferencia.

PROBIOTICOS

También conocidos como "flora amigables " y "bacteria buena" son mega importantes para el sistema inmunológico. *"su trabajo es mantener la bacteria mala bajo control, para que no se sobre pueble el intestino de la bacteria y parásitos no benéficos, también manufacturan la vitamina K que previene las enfermedades de las arterias y se encarga que el calcio llegue a tus huesos"* **La Ciencia Delgada" de Dee MacCaffrey**

Probióticos viven en casi todo tu cuerpo además del intestino. Viven en la piel, boca, garganta, pulmones, nariz, genitales y el trato urinario además del tracto intestinal. La relación con estas gentecitas "microrganismos" es muy conveniente para ambos, nosotros y ellos que son 100 trillones. El intercambio es muy justo; le damos un hogar, un "hábitat " y a cambio ellos nos proporcionan sintetización y absorción de las vitaminas y nutrientes de nuestros alimentos, regulan la digestión metabolismo y eliminación, afinan el sistema inmunológico, previene que bacteria mala se multiplique, manteniendo con integridad esa frontera vigilada y protegida. La mayoría de los anticuerpos se manufactura en los intestinos. Esta población es considerada un órgano del cuerpo. Esta comunidad de microbios también se conoce como "micro-bioma humano", y muchos factores, pueden poner en riesgo a "nuestros mejores amigos" , como los antibióticos, dieta alta en azúcar, estrés crónico, así como nacer prematuramente y comer animales criados con antibióticos y hormonas, el uso constante de antinflamatorios, como aspirina, ibuprofeno tylenol etc. Incluso el proceso de envejecimiento normal puede disturbar esta población y bajar de número lo cual terminaría en infecciones y debilidad para nosotros.

Comida que promueven la multiplicación apropiada del micro-bioma. Desde leche fermentada, yogur kéfir, kombucha y toda bebida fermentada hasta el vino rojo ayuda. El queso, vegetales agrios y fermentado tradicionalmente etc. y también consumir alimentos **pre-bióticos** como espárragos, ajo, cebolla, banana, diente de león, alcachofa y el trigo. Un desbalance de esta bacteria en la flora intestinal, afecta las neuronas y hormonas. El 95 % de la serotonina viene del tracto intestinal. Esta bacteria produce neuronas más de 100 millones desde el esófago al ano y mantiene una relación muy estrecha con el cerebro.

"Todo el sistema nervioso produce neuro-transmitidores hormonas y otros químicos muy similares a los del cerebro incluso la mitad de nuestra dopamina y el 90% de la serotonina y considerable cantidad de melatonina se haya en las entrañas" **DR Tieraona Low Dog**

Los suplementos de probióticos deben de contener organismos vivos y necesitan ser refrigerado. Debemos de tomar más de 1 a 10 billones diariamente de lactobacilos acidófilo, por ejemplo, porque todo lo que tomamos pasa por el estómago y allí se destruyen la mitad aproximada mente con el ácido clorhídrico. Muchos expertos recomiendan que siempre tomemos probióticos porque constantemente nos exponemos a danos en la flora intestinal. Hay evidencia científica que demuestra que tomar probióticos ayuda a prevenir e incluso tratar enfermedades.

ENZIMAS.

Las enzimas son proteínas que facilitan reacciones químicas específicas. Las enzimas digestivas facilitan la descomposición química de los alimentos en componentes más pequeños, absorbibles. Las enzimas llamadas amilasas descomponen los almidones en moléculas de azúcar simple. Las proteasas descomponen las proteínas en aminoácidos; Y las lipasas descomponen la grasa en sus partes componentes.

Los seres humanos producimos naturalmente múltiples enzimas. Hay diferentes familias de enzimas, que se encuentran con alimentos en diferentes lugares en el proceso digestivo: primero en la boca, luego en el estómago y, finalmente, dentro del intestino delgado. Los seres humanos también poseemos disacaridasas, o enzimas que rompen los enlaces entre las moléculas de azúcar dobles como, la sacarosa (azúcar de mesa) y la lactosa (azúcar de leche) en dos moléculas individuales de azúcar para la absorción la cual empieza en la boca con la saliva. Otras enzimas son colecistoquinina ayuda a la digestión de proteínas y grasas, secretina actúa como una hormona controla, la secreción del duodeno, la surcase convierte la sacarosa en disacáridos y monosacáridos, la maltasa convierte la maltosa en glucosa, la Isomaltosa convierte isomaltosa.

Las enzimas en suplementos son necesarias siempre porque a veces faltan y siempre ayudan, y no te puede envenenar por su exceso. Las enzimas asisten al hígado, y dado que este órgano es responsable de depurar los nutrientes, y toda la sangre, cualquier ayuda es siempre agradecida por el Señor HIGADO y la mitocondria.

El consumo de enzimas digestivas en suplementos, evitara problemas desde estreñimiento, acidez, problemas del colon, y deficiencias en vitaminas.

Este es un suplemento, que no debe de faltar especialmente en personas que pasan de 35 años de edad.

"Tengan autoridad sobre los peces del mar, sobre las aves del cielo y sobre todo ser viviente que se mueve sobre la tierra"   *- Yhwh*

Génesis 1:28.

NOTAS EXTRAS QUE TE CONVIENEN

Me veo obligada a dedicar un espacio extra para la famosa soya otro GRAN fraude de la industria alimenticia ya que todavía la soya es muy popular en el medio de alimentación "natural" y la verdad es que la soya es la peor de todas las legumbres o frijoles además de ser GMO (genéticamente modificadas en un 90%) y está relacionada directamente con canceres de todo tipo.

La siguiente información es traducción exacta del artículo de investigación en ingles que tiene la fundación del DR. Price en su página. www.westonAprice.org

Mito: El uso de la soya como alimento data de muchos miles de años atrás.

Verdad: La soya fue recién introducida como alimento durante la tardía dinastía Chou (1134-246 AC), solo después que los chinos aprendieron a fermentar los frijoles de soya para hacer alimentos como tempeh, natto y tamari (salsa de soya).

Mito: Los asiáticos consumen grandes cantidades de alimentos producidos de soya.

Verdad: El consumo promedio de soya en Japón y China es de 10 gramos (cerca de 2 cucharitas) por día. Los asiáticos consumen alimentos preparados con soya en pequeñas cantidades como condimento, y no como un sustituto por alimentos de origen animal

Mito: Los alimentos modernos de soya confieren los mismos beneficios para la salud que los alimentos tradicionales de soya que eran naturalmente fermentados.

Verdad: La mayoría de los productos modernos de soya no son fermentados y, por lo tanto, no neutralizan las toxinas presentes en los frijoles de soya. Además, son procesados de tal forma que la proteína es desnaturalizada y el nivel de carcinógenos es incrementado.

Mito: Los alimentos de soya proveen de proteína completa.

Verdad: Como todas las legumbres, el fríjol de soya es deficiente en aminoácidos que contienen sulfuro. Adicionalmente, el procesamiento moderno desnaturaliza la frágil lisina.

Mito: Alimentos preparados con soya fermentada proveen de vitamina B_{12} en dietas vegetarianas.

Verdad: El compuesto que se asemeja a la vitamina B_{12} en la soya no puede ser utilizado por el cuerpo humano; de hecho, los alimentos con soya hacen que el cuerpo requiera de más vitamina B_{12}.

Mito: La fórmula para infantes basándose en soya no es peligrosa.

Verdad: Los alimentos hechos a base de soya contienen sustancias como tripsina que inhiben la digestión de proteínas y afectan la función pancreática. En estudios con animales, dietas altas en tripsina conllevaron a un retardo en el crecimiento y a desórdenes pancreáticos. Los alimentos hechos a base de soya también incrementan la necesidad del cuerpo por vitamina D, necesaria para huesos fuertes y crecimiento normal. El ácido tífico en el fríjol de soya resulta en una biodisponibilidad reducida de hierro y zinc, requeridos para la salud y desarrollo del cerebro y el sistema nervioso. La soya carece también de colesterol, esencial para el desarrollo del cerebro y el sistema nervioso. Las grandes cantidades de fito-estrógenos en la fórmula de soya han sido implicadas con la tendencia actual de desarrollo sexual prematuro en las niñas y de desarrollo sexual retardado en los niños.

Mito: Los alimentos hechos a base de soya pueden prevenir la osteoporosis.

Verdad: Los alimentos hechos a base de soya pueden causar deficiencias en calcio y vitamina D, ambas necesarias para tener huesos saludables. El calcio proveniente de caldos preparados con huesos, y la vitamina D proveniente de mariscos, manteca de cerdo y órganos, son los que previenen de osteoporosis a la población en Asia – no la soya.

Mito: Los alimentos modernos hechos a base de soya protegen contra varios tipos de cáncer.

Verdad: Un informe del gobierno británico concluyó que existe poca evidencia de que los alimentos de soya protejan contra el cáncer al seno u otra forma de cáncer. De hecho, la soya puede resultar en un incremento del riesgo de cáncer.

Mito: Los alimentos hechos a base a soya protegen contra enfermedades del corazón.

Verdad: En algunas personas el consumo de soya reduce su colesterol, pero no existe evidencia de que reduciendo el colesterol se reduzca el riesgo de tener enfermedades del corazón

Mito: Los estrógenos de la soya (isoflavonoides) son buenos para usted.

Verdad: Los isoflavonoides de la soya interfieren con el funcionamiento endocrino. Pueden prevenir la ovulación y estimular el crecimiento de células cancerosas. El consumir solo 30 gramos (como 4 cucharas) de soya al día puede resultar en hipotiroidismo con síntomas de letargo, estreñimiento, aumento de peso y fatiga.

Mito: Los alimentos hechos a base de soya pueden prevenir la osteoporosis.

Verdad: Los alimentos hechos a base de soya pueden causar deficiencias en calcio y vitamina D, ambas necesarias para tener huesos saludables. El calcio proveniente de caldos preparados con huesos, y la vitamina D proveniente de mariscos, manteca de cerdo y órganos, son los que previenen de osteoporosis a la población en Asia – no la soya.

Mito: Los fito-estrógenos en la soya mejoran la habilidad mental.

Verdad: Un estudio reciente encontró que mujeres con los mayores niveles de estrógeno en la sangre tenían los menores niveles cognitivos; el consumo de tofu en los japoneses-americanos de edad media está asociado con la ocurrencia de la enfermedad de Alzheimer conforme van envejeciendo.

Mito: Los isoflavonoides y la proteína aislada de la soya tienen GRAS status, lo que significa que se les reconoce como productos que no son perjudiciales.

Verdad: Recientemente, Archer Daniels Midland retiró una aplicación al FDA solicitando GRAS status para los isoflavonoides de la soya, debido a la reacción de protesta de parte de la comunidad científica. El FDA (Agencia Reguladora de Alimentos en USA) jamás aprobó un GRAS status para la proteína aislada de la soya, debido a la preocupación que existe respecto a la presencia de toxinas y carcinógenos en la soya procesada.

Mito: La soya es buena para su vida sexual.

Verdad: Numerosos estudios con animales han mostrado que los alimentos a base de soya causan infertilidad en los animales. El consumo de soya promueve el crecimiento de pelo en los hombres de edad media, lo que indica menores niveles de testosterona. El tofu era consumido por los monjes budistas para reducir la libido.

Mito: Los frijoles de soya son buenos para el medio ambiente.

Verdad: La mayoría de los frijoles de soya que se cultivan en los EEUU están genéticamente manipulados para permitir que los granjeros puedan utilizar mayores cantidades de herbicidas, incrementando la emisión de toxinas.

Mito: La soya es buena para países en vías de desarrollo.

Verdad: En los países del tercer mundo, la soya reemplaza cultivos tradicionales y transfiere el valor agregado del procesamiento de la población local a las corporaciones multinacionales.

Mito: Los alimentos a base de soya son beneficiosos para mujeres que se encuentran en sus años post-menstruales.

Verdad: Los alimentos a base de soya pueden estimular el crecimiento de tumores dependientes de estrógeno y causar problemas en la tiroides. Un funcionamiento bajo de la tiroides está asociado con dificultades en la menopausia.

...La Salud Que te Conviene.

CONNECTEMONOS

https://www.youtube.com/user/yary11

https://www.instagram.com/que_te_conviene/

https://www.facebook.com/queteconviene

http://queteconviene.blogspot.com

www.ingramcontent.com/pod-product-compliance
Lightning Source LLC
Chambersburg PA
CBHW070156290526
45789CB00002B/792